BEI GRIN MACHT SICH IHR WISSEN BEZAHLT

AF166879

- Wir veröffentlichen Ihre Hausarbeit,
  Bachelor- und Masterarbeit

- Ihr eigenes eBook und Buch -
  weltweit in allen wichtigen Shops

- Verdienen Sie an jedem Verkauf

Jetzt bei www.GRIN.com hochladen
und kostenlos publizieren

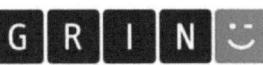

Herausforderungen rechtlicher Betreuung bei Demenzerkrankung. Ist ein Umzug ins Pflegeheim unumgänglich?

Mandy Zunder

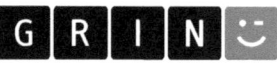

Bibliografische Information der Deutschen Nationalbibliothek:

Die Deutsche Nationalbibliothek verzeichnet diese Publikation in der Deutschen Nationalbibliografie; detaillierte bibliografische Daten sind im Internet über http://dnb.d-nb.de abrufbar.

ISBN: 9783346373731
Dieses Buch ist auch als E-Book erhältlich.

© GRIN Publishing GmbH
Nymphenburger Straße 86
80636 München

Alle Rechte vorbehalten

Druck und Bindung: Books on Demand GmbH, Norderstedt Germany
Gedruckt auf säurefreiem Papier aus verantwortungsvollen Quellen

Das vorliegende Werk wurde sorgfältig erarbeitet. Dennoch übernehmen Autoren und Verlag für die Richtigkeit von Angaben, Hinweisen, Links und Ratschlägen sowie eventuelle Druckfehler keine Haftung.

Das Buch bei GRIN: https://www.grin.com/document/999063

Fakultät für Wirtschaftswissenschaften

Praxisarbeit I
Betroffene mit Demenzerkrankung –
ist ein Umzug ins Pflegeheim unumgänglich?
Die Herausforderungen in der rechtlichen Betreuung

eingereicht von: Mandy Zunder
                  Studiengang Berufsbetreuer

Dessau-Roßlau, den 02.03.2020

Inhaltsverzeichnis

Abbildungsverzeichnis

Abkürzungsverzeichnis

Vorwort

Alzheimer und Demenz sind keine unbekannten Begriffe mehr. Irgendwie kann jeder zu diesem Thema berichten. Die Großeltern, Onkel oder Tante, die eigenen Eltern oder jemand aus dem Bekanntenkreis, vielleicht auch aus der beruflichen Perspektive heraus: der Mensch mit dieser Erkrankung verändert sich und ist im Laufe dieser irgendwann nicht mehr in der Lage, sich selbst zu versorgen und somit auf Hilfe angewiesen.

Doch wie sieht diese Hilfe aus? Die Meinungen in meinem Umfeld sind doch sehr unterschiedlich, vor allem, wie nah jemand durch dieses Thema betroffen ist und wieviel Zeit und Mittel er sogar selbst aufbringt bzw. kann und muss, um an der Versorgung beizutragen.

Meine Vorstellung zu Beginn der Betreuungstätigkeit, wie Menschen mit einer Demenzerkrankung zu versorgen sind, entwickelte sich in der Zeit, in der ich noch im Gesundheitswesen arbeitete.

Zugleich erkrankte auch eine Angehörige meiner Familie, als ich ein Teenager war. Das war in den 1990ern, als die ambulante Versorgung noch lange nicht den pflegerischen Umfang bot wie heute. Der Ehepartner schaffte die Versorgung nicht mehr nur mit dem Pflegedienst, der ein- bis zweimal täglich vorbeikam. Er selbst war überlastet und überfordert, auch aufgrund der 10 Jahre, die er älter war. Der Umzug in ein Heim war damals noch die wohlverstandene beste Perspektive für meine Angehörige. Sie selbst wäre wohl lieber in ihrer gewohnten Umgebung und im eigenen Zuhause geblieben.

Ich fragte mich damals schon, ob es nicht auch anders möglich ist, für Lebensqualität zu sorgen und den Wusch des Erkrankten zu respektieren.

Heute ist die ambulante Versorgung wesentlich besser. Den Menschen mit dieser Erkrankung solange wie möglich in seinem häuslichen Umfeld zu belassen und dafür alle notwendigen Mittel zu nutzen, war deshalb mein Ziel zu Beginn meiner Betreuertätigkeit.

Fragen, die sich im Laufe der Betreuerarbeit ergaben, waren:

Wie kommt es, dass die meisten Betreuten, mit dieser Diagnose, meiner Kolleginnen im Betreuungsverein doch im Heim leben?

Welche Vor- und Nachteile ergeben sich daraus?

Verkämpfe ich mich als Betreuerin, wenn ich gefühlt gegen Windmühlen antrete, um Betroffenen das weitere Leben in der Häuslichkeit zu ermöglichen?

Warum und woran scheitern letztendlich doch solche ersthaften Bemühungen?

Hier entstand der Wunsch, über dieses Thema eine Praxisarbeit zu schreiben, um mich intensiver mit dem Thema auseinander zu setzen.

1 Einleitung

Die Zahl der Menschen mit Demenzerkrankungen erhöht sich zunehmend aufgrund des demografischen Wandels und dem hohen zu erreichenden Alter. Denn je älter die Menschen werden, umso mehr steigt auch das Risiko an einer Form der Demenz, vor allem der Alzheimer Krankheit, zu erkranken. Die Demenz lässt sich bereits bei 5% der über 65-jährigen Menschen feststellen. Je älter die Menschen sind, umso höher steigt auch die Rate der Demenzfälle an: bereits 30% der über 90-jährigen sind von einer Demenz betroffen[1].

In Deutschland sind es laut der Deutschen Alzheimer Gesellschaft im Jahr 2020 geschätzt insgesamt über 1,7 Millionen Menschen über 65 Jahre, die an der Erkrankung leiden. Jährlich kommen über 300.000 Neuerkrankungsfälle hinzu[2], wobei sich die angenommenen Zahlen nicht zwingend bewahrheiten müssen[3].

Mit der pflegerischen Versorgung sind über 3 Millionen Angehörigen der Betroffenen betraut. Daneben gibt es professionell Pflegende in den Gesundheitsberufen und andere Berufsgruppen wie Ärzte, Physiotherapeuten und weitere soziale Berufe, wie die rechtlichen Betreuer, die mit den Betroffenen zu tun haben[4].

Der Betreuungsverein Dessau, in dem der Referent als rechtlicher Betreuer beschäftigt ist, ist in der Stadt Dessau-Roßlau ansässig. Laut der aktuellen Statistik[5] der hiesigen Betreuungsbehörde waren von den 1422 Betreuungen dieser Stadt, allein 274 Betreuungen gesichert[6] aufgrund einer Demenz eingerichtet worden. Belegt waren von 189 Neuanregungen, 43 von einer Demenz betroffen. Außerdem kam es auch zu einstweiligen Anordnungen, wovon 12 aufgrund einer Demenz eingerichtet werden mussten. Im Betreuungsverein Dessau werden derzeit [7] insgesamt 166 Menschen betreut, davon haben 37 Menschen eine diagnostizierte Demenz.

Das Augenmerk dieser Arbeit ruht auf der Versorgung der Menschen mit Demenz und der Frage, wie diese auszusehen hat. Denn aufgrund vielfältiger Ursachen gibt es Probleme bei der Versorgung: Angehörige, die in pflegerischer und versorgender Verantwortung stehen, fühlen sich durch das Fortschreiten der Erkrankung zunehmend überlastet. Sie schaffen die Versorgung irgendwann nicht mehr. Oder mit steigendem Alter leben die Menschen eher allein und sind in ihrer Versorgung auf sich gestellt[8].

Auch in der Betreuerpraxis leben die Betroffenen der aufgeführten Neubetreuungen oftmals allein und die Anregung zur Betreuung erfolgte durch einen Pflegedienst oder Nachbarn, welche die Symptomatik als folgenschwer und hilfsbedürftig erkannten.

Die von der Erkrankung betroffenen Menschen wünschen sich, in der vertrauten Wohnung oder Haus zu bleiben. Es gibt zahlreiche Hürden und Herausforderungen, um diesem Wusch entsprechen zu können, auf die im Laufe dieser Arbeit näher eingegangen werden soll.

---

[1] Vgl. Weissenberger-Leduc 2009, S.10, Trescher 2013, S.57
[2] Deutsche-Alzheimer.de
[3] Vgl. Kruse 2017, S. 332
[4] Vgl. Schumacher 2017, S. 2
[5] Siehe Anlage Betreuungsbehörde Dessau-Roßlau, Erhebung 2019
[6] Da nicht immer die eindeutige Diagnose bereits bei der Einrichtung der Betreuung gesichert ist, ist davon auszugehen, dass die Zahlen der Demenzerkrankten höher liegen, hier vorerst allgemein aber unter „seelisch behindert" zusammengefasst wurden.
[7] Stand: 19.02.2020
[8] Vgl. Infoblatt 15

Aufgrund der demografischen Veränderungen und den Anforderungen an die Gesellschaft rücken die Erkrankung und die Versorgung dieser Menschen mehr und mehr in den Mittelpunkt des Interesses der Öffentlichkeit. Die Möglichkeiten der ambulanten Versorgung sind heute mittlerweile dergestalt vielfältig, dass Betroffene auch in der Häuslichkeit weiterleben können.

Und doch, obwohl 80% der an Demenz Erkrankten in ihrem Zuhause gepflegt werden[9], findet die professionelle Pflege meistens im Heim statt[10].

Die vorliegende Arbeit möchte dazu folgende Fragen stellen und versuchen zu beantworten:

Mit welchem Grad der Demenzerkrankung kann ein Betreuter[11] in der Häuslichkeit leben?

Welche Voraussetzungen müssen erfüllt sein?

Welche Herausforderungen können sich ergeben?

Gibt es Alternativen zum Pflegeheim?

Die vorliegende Arbeit ist folgendermaßen gegliedert:

Im nächsten Abschnitt soll das Krankheitsbild der Demenz näher beschrieben werden.

Der dritte Teil zeigt die verschiedenen Versorgungsmöglichkeiten auf und erläutert diese.

Auch der Aspekt der Betreuungsarbeit soll im anschließenden Kapitel einbezogen und diskutiert werden. Es soll herausgearbeitet werden, mit welchen Herausforderungen sich der Betreuer bei der Wahl der Hilfen konfrontiert sieht und welche Überlegungen anstehen.

Die persönlichen Erfahrungen des Referenten, als rechtlicher Betreuer in einem Betreuungsverein, werden dabei in diese Arbeit einfließen, um die Hintergründe der Versorgung aus der Praxis näher zu beleuchten. Ziel der vorliegenden Arbeit ist die persönliche Reflexion der bisherigen Arbeit als rechtlicher Betreuer[12] in Bezug auf die Versorgung der Klienten mit einer demenziellen Erkrankung, um so in einem abschließenden Fazit einen Ausblick auf die weitere Arbeit im Betreuungsverein zu gewinnen.

---

[9] Vgl. Schaade 2009, S.3
[10] Vgl. Schuhmacher 2017, S.104
[11] Aus Gründen der besseren Lesbarkeit wurde in den Abschnitten 1-4 der vorliegenden Arbeit die männliche Form bei personenbezogenen Bezeichnungen gewählt. Es sind indes beide Geschlechter gleichermaßen gemeint.
[12] In Abstimmung mit dem betreuenden Dozenten wurde in Abschnitt 5 die „Ich-Form" verwendet, um das Leseerlebnis und -verständnis zu verbessern und in den Fallbeschreibungen den persönlichen Eindruck des Themas, basierend auf den Erfahrungen des Autors dieser Arbeit, hervorzuheben.

2 Demenz als Diagnose

Im Folgenden soll die Krankheit, bezogen auf die in Erscheinung tretenden Symptome, näher beleuchtet werden. Dabei versucht diese Arbeit weniger die medizinischen Klassifikationen und Krankheitsbeschreibungen darzulegen, als vielmehr das Bild eines an Demenz Erkrankten und seine Wirkung zu beschreiben. Hintergrund ist, die Herausforderungen, welche in der Pflege und Betreuung auftreten, näher zu beleuchten. Es soll verdeutlicht werden, weshalb die sorgfältige Auswahl der Versorgungsstrukturen so bedeutend ist.

2.1 Definition, Klassifikation und Diagnosekriterien

Mit dem Begriff Demenz kann eine Hirnfunktionsstörung beschrieben werden, welche sich aus dem lateinischen Begriff „de mens" ableitet und mit „ohne Geist" übersetzt werden kann. Dieser Definitionen nach wird bereits das Hauptsymptom deutlich: das Auftreten und Voranschreiten kognitiver Einschränkungen[13]. Die ICD-10[14] formuliert das Bild der Demenz als ein „Syndrom als Folge einer meist chronischen oder fortschreitenden Krankheit des Gehirns", einhergehend mit Störungen zahlreicher kortikaler Funktionen.

Hauptmerkmale ihrer Krankheitszeichen sind in ihrer Reihenfolge dann:

1. Die Abnahme des Gedächtnisses als Leitsymptom
2. Beeinträchtigung und Rückgang weiterer kognitiver Fähigkeiten und Funktionen wie Planen, Organisieren, Verstehen von Sprache und Wortfindung, Verschlechterung der emotionalen Kontrolle.
   Einhergehend kommt es zu Beeinträchtigungen bis hin zum Verlust von sozialen, beruflichen oder gesellschaftlichen Fertigkeiten und Kompetenzen, im Vergleich zum bisherigen bestehenden Leistungsniveau und gemessen am Bevölkerungsdurchschnitt.
3. Keine Trübung des Bewusstseins
4. Begleitend treten Veränderungen der emotionalen Kontrolle, einhergehend mit Zunahme eines gestörten Sozialverhaltens und der Motivation auf.

Außerdem müssen die schwerwiegenden Symptome über einen Zeitraum von 6 Monaten gesichert festgestellt worden sein und zudem zu einer deutlichen Beeinträchtigung der Alltagsbewältigung geführt haben, um die Diagnose gesichert zu stellen[15].

Heute sind mindestens 50 Formen der Demenz bekannt[16], die am häufigsten diagnostizierte Form ist die Alzheimer-Demenz. Relevant für die Bestimmung, ist die zugrundeliegende Ursache für die Demenz. Zudem lässt sich zwischen primären und sekundären Demenzen unterscheiden[17]:

Primäre Demenz	Sekundäre Demenz
Die Demenzielle Symptomatik steht im Vordergrund und ist zurückzuführen auf eine spezifische Form der Demenz.	Aufgrund der Folge einer anderen Erkrankung, entstehen im Verlauf dieser Symptome einer Demenz.
Ihr Anteil liegt bei 90 %, hauptsächlich ist die Alzheimer-Demenz vertreten.	Ursachen sind beispielsweise Tumore, Infektionen.

---

[13] Deutsche-Alzheimer.de
[14] Vgl. Internetlink icd-code.de
[15] Förstl 2009
[16] Vgl. Weissenberger-Leduc 2009, S.12
[17] Vgl. Grebe 2019, S.118

Trotz der Unterscheidung der Formen, sind die klinischen Symptome, die für das Krankheitsbild charakteristisch sind, doch in der Regel gleich und lassen sich in Primär- und Sekundärsymptome[18] unterscheiden. Unter Primäsymptome werden all jene zusammengefasst, welche sich aus der Erkrankung des Kortex erklären lassen. Sekundärsymptome beschreiben alle weiteren Symptome psychischer und körperlicher Art des demenziellen Abbaus.

Weissenberger-Leduc zieht eine Unterteilung in 3 Störungsgruppen[19] vor:

- Die bereits genannten kognitive Störungen,
- Somatische Störungen, die die Demenz begleiten, wie z. B. eine veränderte Mobilität, Schmerzwahrnehmung, Inkontinenz oder Schluckbeschwerden, sowie
- Verhaltensstörungen, welche das Krankheitsbild hauptsächlich ausmachen und auf medizinisch-somatische oder psychiatrische Ursachen zurückzuführen sind. Störungen, wie z. B. Antriebssteigerung oder -minderung bis hin zur Apathie, Unruhezustände und aggressives Verhalten treten bei über 50% der Betroffenen auf.[20]

Zur Diagnostik der Demenz gehören u. a. eine umfassende ärztliche Anamnese, neurologische und internistische Untersuchungen, technische Befunde und psychologische Testverfahren. Die Diagnosestellung erfolgt bei Alzheimer z. B. im Ausschlussverfahren.

Wichtig für eine eindeutige Diagnose sind der Ausschluss anderer Hirnerkrankungen, wie z. B. Tumore Epilepsie, Enzephalitis oder auch vorübergehende Phasen psychischer Erkrankungen, wie beispielsweise Depression, Manie oder auch Schizophrenie[21].

Aufgabe des rechtlichen Betreuers ist es, auf eine entsprechende Diagnosestellung und Behandlung der behandelnden Ärzte hinzuwirken. Wie Förstl[22] betont, ist die Primärversorgung entscheidend für den weiteren Verlauf der Erkrankung. Für ihn liegt hierin „die Chance zu einer Verbesserung der Früherkennung, zu rechtzeitigen und richtigen Weichenstellungen hin zu weiteren diagnostischen und therapeutischen Schritten. Hier liegt die Verantwortung zur Einleitung und Überprüfung angemessener Behandlungspläne".

2.2 Das Krankheitsbild Demenz im Verlauf

Die Demenz verläuft in den meisten Fällen chronisch, was bedeutet, dass die Krankheitszeichen nicht abnehmen oder rückläufig sind. Trotz der Progredienz können die Symptome z. B. tagesformabhängigen Schwankungen unterliegen. Förstl beschreibt, dass die Alzheimer-Demenz „akut beginnen und einen wechselhaften Verlauf mit zeitweisen Plateaus oder vorübergehender funktioneller Verbesserung aufweisen" kann.[23]

Im Verlauf betrachtet, schreitet die Erkrankung schließlich weiter voran und es kommt neben der Ausprägung der Gedächtnisstörungen zu einer Ausdehnung der Beeinträchtigungen und allmählichen Reduzierung der Fertigkeiten und Fähigkeiten des Betroffenen.[24]

---

[18] Vgl. Stoffers 2016, S. 13
[19] Vgl. Weissenberger-Leduc 2009, S. 16 ff.
[20] Vgl. Steinmetz, S. 54 f.
[21] Vgl. Förstl 2009, S.133, 143
[22] Vgl. Förstl 2009, Vorwort
[23] Vgl. Förstl, S. 226
[24] Vgl. Stoffers 2016, S. 12, s. a. Steinmetz, 2016, S. 53

Der an Demenz Erkrankte erlebt anfangs Schwierigkeiten, welche in ihrer Ausprägung erheblich werden, bis zum Verlust wichtiger Fähigkeiten, wie z. B. Rechnen, Sprechen und Denken.[25] Aufgrund der Sozialisation, des früheren Lebensstils, des Charakters, also der Persönlichkeitszüge des Betroffenen, und vor allem auch abhängig von seinem sozialen Netz, äußern sich die Krankheitszeichen bei jedem unterschiedlich in Ausprägung und dem Verlauf der Erkrankung. Auch aktuelle Gegebenheiten wie Belastungen durch Stress, Verlust eines Angehörigen und personelle oder räumliche Veränderungen, können erhebliche Auswirkungen haben. Und das, selbst wenn sich die körperlichen Voraussetzungen nicht in gleicher Weise verändert haben. Daraus wird deutlich, wie wichtig Orientierung gebende Stabilität und Konstanz ist.

Es kommt zu krankheitsbedingten Auffälligkeiten, die vom Umfeld als eine Veränderung der Person erlebt werden können. Der Betroffene kann als störrisch und jähzornig, vielleicht sogar als verbal oder körperlich aggressiv erlebt werden. Auch Wimmern oder „Weinerei", Singsang-ähnliches Klagen, kann beobachtet werden. Solche Veränderungen können in Abhängigkeit von der Grundpersönlichkeit des Betroffenen auftreten[26].

Werden depressive Züge beim Betroffenen beobachtet, sollte diese abgeklärt werden. Nicht selten entwickelt sich im Laufe der Erkrankung zusätzlich eine Depression[27], welche bei rechtzeitiger Diagnose gut behandelt werden kann. Diese Symptome weisen etwa 80% der Betroffenen auf.[28]

Eine psychomotorische Unruhe, im Sinne einer Umtriebigkeit oder eines verschobenen Tag-Nacht-Rhythmus, bei dem die Betroffenen vor allem in den Abendstunden gefühlt wacher werden, kann zur Herausforderung bei der Betreuung und Pflege werden.[29]

Bei schwerer Demenz ist der Erkrankte hilflos und kann sich nicht mehr orientieren, weder zeitlich noch räumlich, später auch nicht zur Person und Situation. Somit wird die vollständige Übernahme von ADL und Betreuung unumgänglich.

Auch wenn die Erkrankungen bei jedem einzelnen Betroffenen einem individuellen Verlauf hat, so können die Symptome allgemein kategorisiert werden. So lassen sich der weitere zu erwartende Verlauf und das Stadium der Erkrankung bestimmen.[30]

Hierbei sei darauf hingewiesen, dass sich in der Literatur unterschiedliche Einteilungen des Verlaufs und der Dimensionen der Erkrankung finden lassen, je nachdem ob die Einteilung aus medizinischer, sozialer oder auch aus milieutherapeutischer Sicht vorgenommen wird. Dies liegt daran, dass die Einteilung nach Art und Schweregrade Symptomatik sich in Diagnostik und Behandlung zu den jeweils bestehenden Interventionsmöglichkeiten unterscheiden kann.[31]

Die Reisberg-GDS-Skala folgt beispielsweise einer Einteilung, die nicht ausschließlich nach dem Schweregrad und den Symptomen vorgenommen wird. Sie dient zur Orientierung, wann Hilfe erforderlich ist und lässt abschätzen in welchem Umfang.[32]

---

[25] Vgl. Weissenberger-Leduc 2009, S. 12
[26] Vgl. Stoffers 2016, S. 14
[27] Vgl. Kruse 2017, S. 330
[28] Vgl. Stoffers 2016, S. 31
[29] Vgl. Schaade 2009, S.3, s. a. Steinmetz 2016, S. 54 f.
[30] Vgl. Steinmetz 2016, S. 54
[31] Vgl. Kruse 2017, S. 326
[32] Vgl. Neubart 2018, S. 127 f., Stoffers 2016, S. 302

STUFE	LEITSYMPTOM	SCHWEREGRAD	KONSEQUENZ UND HILFEBEDARF
1	Keine Symptome	Normal	
2	Vergesslichkeit (Gegenstände, Worte)		Aktivierung, Beruhigung, Gedächtnistraining
3	Probleme bei komplexen Aufgaben in Beruf und Gesellschaft, z. B. auf Reisen	leichte	Rückzug aus überfordernden Aufgaben
4	Probleme bei alltäglichen Aufgaben, z. B. Finanzen, Einkaufen	Mäßig ausgeprägt	Überwachte Selbstständigkeit
5	Probleme bei Tagesaktivitäten z. B. Kleidungswahl, Entscheidung zur Körperpflege	Mittelschwer	Organisierter Tagesablauf, gezielte Hilfen z. B. Tagespflege, Teilzeithilfe, Hilfe an Familie Umgebungsmaßnahmen
6	Probleme im gesamten ADL-Bereich, (z. B. Baden, Ankleiden, Ausscheidung, Kontinenz)	Schwer	Ganztägige Hilfe und Betreuung, evtl. Pflegeheim
7	Sprechvermögen 6 Worte, Unfähigkeit zu sprechen gehen sitzen lachen Kopf halten	Sehr schwer	Ganztägige und vollumfängliche Hilfe, Pflegeheim

Abbildung 1 Reisberg-GDS-Skala

Die zu implementierenden Hilfen und die Versorgung sollten bei allen an Demenz erkrankten Menschen individuell an die vorhandenen tatsächlichen Bedürfnisse des Betroffenen angepasst sein. Eine reine Bestimmung der Hilfen nach der GDS-Skala, würde dem individuellen Verlauf der Erkrankung und der persönlichen Individualität und der Lebensführung einer betroffenen Person nicht gerecht werden. Außerdem gibt es bei den sekundären Demenzen Aussicht und Chancen einer Besserung des Zustandes, wenn die ursächliche Erkrankung behandelbar ist.[33] Somit sollte die Hilfe auch flexibel genug sein, bei positiver Prognose angepasst werden zu können.

Das Stigma Demenz[34] lässt leicht Zuschreibungen vermeintlicher geeigneter Hilfen zu. Ein Zuviel an Hilfe kann bei einem Betroffenen jedoch die Passivität fördern sowie seine Selbstfürsorge bremsen. Im Gegenteil also: wenn der an Demenz Erkrankte täglich seine noch bestehenden kognitiven, alltagspraktischen und körperlichen Ressourcen nutzt, so kann dies dazu beitragen, die Entwicklung der Krankheitssymptome so zu beeinflussen, dass diese später eintreten.[35]

---

[33] Vgl. Steinmetz 2016, S. 52
[34] Vgl. Trescher 2013, S.59, 62
[35] Vgl. Kruse, 2017, S. 318

3 Versorgung

Immer wieder stellen Pflegeaufwand und die damit in Zusammenhang stehende Bewältigung der Beeinträchtigungen und Erscheinungen der Erkrankung, die größte Herausforderung für alle Betroffenen der Erkrankung und die Beteiligten der Versorgung dar.

Hinzu kommt, dass je älter der Mensch ist, auch das Risiko und die Wahrscheinlichkeit für weitere Erkrankungen, welche die die Demenz begleiten können, steigt.[36]

Durch den Verlust der Selbstständigkeit ist der Betroffene zunehmend auf die Hilfe anderer Personen angewiesen.

Je frühzeitiger die Diagnose gestellt und die weitere Behandlung und Versorgung festgelegt wird, umso besser lassen sich neue und weniger invasive Strukturen in das bestehende Lebenskonzept des Betroffenen integrieren.

Das Integrieren der Hilfen ist bei Betreuten mit Demenzerkrankung daneben noch aus einem Blickwinkel zu betrachten. Die Betreuung wird in der Regel nicht zu Beginn bzw. einem leichten bis mittelschweren Grad der Erkrankung eingerichtet. Oftmals ist die Erkrankung weiter fortgeschritten.

Bei hochbetagten Demenzkranken kann es auch vorkommen, dass bisher pflegende Angehörige inzwischen selbst schwer erkrankt und auf Hilfe angewiesen oder gar verstorben sind. Manchmal gibt es einfach auch niemandem im Umfeld, der die Versorgung und Pflege übernehmen kann – dann erst wird die Betreuung angeregt und eingerichtet.

Liegt eine Form der Demenzerkrankung vor, bei der der Betroffene noch recht jung ist, so kann die Angehörigenversorgung zwar gewährleistet sein, es können sich aber weitere notwendige Versorgungsformen ergeben, auf die im nächsten Abschnitt eingegangen werden soll.

Wichtig ist vielmehr, dass die Versorgung nicht ausschließlich nach den objektiven Symptomen bestimmt wird. Bei der Wahl der geeigneten Versorgung sollte entscheidendes Kriterium sein, dass soziale Kontakte und Beziehungspflege nicht nur ermöglicht, sondern in Vordergrund gestellt werden[37]. In der Literatur wird aus ethischer Sicht dafür plädiert, eine „lebendige Beziehung" zum Betroffenen zu ermöglichen, wie sie beispielsweise Steinmetz beschreibt. Durch beständige Kontakte und einfühlende Pflege kann der Betroffene in seiner Demenz besser erreicht, sein Wohlbefinden gesteigert, sein Personensein ermöglicht[38] und seine Bedürfnisse nach sozialer Partizipation als Teil der persönlichen Identität befriedigt werden.[39]

Ein Wechsel in neue Umgebungen, vor allem institutionell geprägte Einrichtungen, sollten solange wie möglich vermieden werden. Aufgrund der Veränderungen kann sich ein Patient mit Demenz immer weniger orientieren, denn die bereits vorhandenen kognitiven Symptomen beschränken die Aufnahme- und Verarbeitung der Flut an neuen Informationen und Reizen. In Folge dessen kommt es zu einer Verstärkung der Symptome, vor allem im Bereich der Verhaltensstörungen.[40]

Lebt der Betroffene allein in einem Singlehaushalt, könnten zusätzlich hinzugezogene ambulante Maßnahmen ein Wohnen im vertrauten Zuhause weiterhin ermöglichen.

Um die vielfältigen Versorgungsmöglichkeiten aufzuzeigen, soll das folgende Schema einen ersten Überblick bieten:

---

[36] Vgl. Stoffers 2016, S.11 f.
[37] Vgl. Trescher 2013, S.58
[38] Vgl. Steinmetz 2016, S. 56 ff.
[39] Vgl. Kruse 2017, S. 345 ff.
[40] Vgl. Stoffers 2016, S. 76

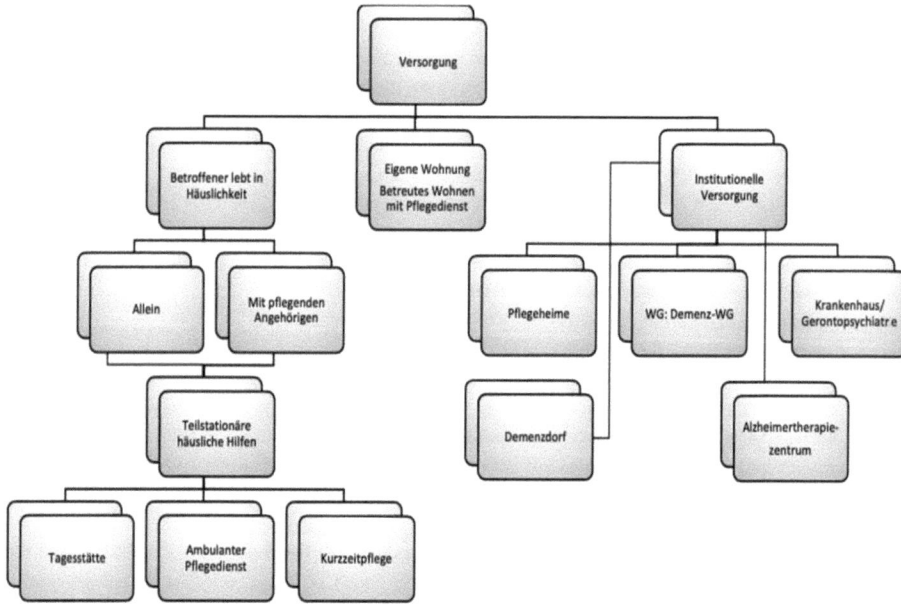

Abbildung 2 Übersicht Versorgungsmöglichkeiten

3.1 Ziel der Versorgung

Ziel der Versorgung soll sein, dass der Betroffene entsprechend seinen Bedürfnissen und dem Bedarf ausreichend Hilfe erhält. In jedem Fall ist zur Behandlung und Beratung die Hinzuziehung eines Facharztes, bestenfalls für Gerontopsychiatrie, empfohlen.

Unter Beachtung ethischer Gesichtspunkte sollte die Lebensqualität trotz der Erkrankung des Betroffenen nach dessen eigenen Wünschen verwirklicht werden. Als Basis beschreibt Kruse dazu vier Kategorien, die er als „Kern eines guten Lebens" beschreibt:

- Selbstständigkeit,
- Selbstverantwortung,
- bewusst angenommene Abhängigkeit und
- Mitverantwortung.[41]

Bei der Wahl der zu integrierenden Hilfen kann es nützlich sein, die Erfüllung dieser vier Prinzipien zu prüfen, ehe eine Entscheidung getroffen wird.

Allgemein sollte auf Lebensqualität und Wohlbefinden geachtet werden und gegebenenfalls eine Steigerung dieser ermöglicht werden. Bestehende Beziehungen sollten aufrechterhalten oder aufgebaut werden können, denn das soziale Netz sollte nicht ausschließlich aus professionellen Helfern bestehen.

---

[41] Vgl. Kruse 2017, S. 334

9

Der Betroffene sollte aktiviert, motiviert, gefördert und gefordert werden. Aber auch Teilhabe an der Gesellschaft und Inklusion sind wichtige Aspekte einer ganzheitlichen Versorgung.[42] Aus betreuungsrechtlicher Sicht sind persönlichen Wünsche zu respektieren und dem Willen sollte soweit wie möglich entsprochen werden, sofern der Betroffenen dadurch nicht gefährdet wird.[43] Die Selbstbestimmung ist dabei auch bei einem an Demenz erkranktem Menschen maximal zu berücksichtigen und einzuräumen.[44] Im Folgenden Abschnitt soll näher auf die verschiedenen Möglichkeiten der Versorgung und Pflege eingegangen werden.

3.2 Wohnen in der Häuslichkeit

3.2.1 Alleinstehende Betroffene im Single Haushalt

Eine Zunahme der Einpersonenhaushalte in Deutschland, ist unter den älteren Menschen mit steigender Tendenz zu beobachten. Die Zahl der alleinlebenden Menschen wird von Frauen dominiert[45], was nach Kruse mit der höheren Lebenserwartung der Frauen erklärt wird.[46] Auch Förstl führt aus, dass sich hauptsächlich Frauen beim Arzt mit Demenzsymptomen vorstellen.[47] So führt Weissenberger-Leduc vorausschauend aus, dass die Betreuung dieser für die soziale Gemeinschaft eine „nie dagewesene Aufgabe und Belastung" darstellen wird, denn alleinstehende an Demenz erkrankte Betreute haben keine familiäre Unterstützung. Auch die Sicherheit der Betroffenen, ist nicht ohne weiteres zu gewährleisten. Gefahrenquellen, wie z. B. ein Herd, Stolperstellen wie Türschwellen, Treppen oder Teppichkanten, mangelnde Selbstversorgung und Ernährung oder manch dubioser Gast an der Tür, können schnell zu einem großen Problem werden. Aufgrund dieser Tatsachen ist perspektivisch davon auszugehen, dass alleinlebende demente Betreute weit eher durch professionelle Hilfe Unterstützung benötigen, im Vergleich zu anderen Betreuten, welche mit weiteren Angehörigen im Haushalt leben. Auch die Verlegung in ein Pflegeheim muss somit eher in Betracht gezogen werden. Um dennoch den Wünschen des Betroffenen entsprechend, die Versorgung in der Häuslichkeit zu gewährleisten, ist es Aufgabe des Betreuers frühzeitig geeignete Unterstützung in den Alltag des Betroffenen zu integrieren und die nötige Versorgung zu gewährleisten.[48] Wichtig ist der Aufbau eines sozialen und auch eines professionell helfenden Netzes. Mit bedarfsgerechter Unterstützung eines solchen Netzwerkes, durch Struktur und Orientierung gebende Umstände, lässt sich der psychische Zustand der Betroffenen erhalten oder auch verbessern. Auf die ambulanten oder teilstationären Hilfen und Möglichkeiten soll später noch eingegangen werden. Mögliche Gefahrenquellen sollten unbedingt beseitigt werden. Ist eine barrierearme Umgebung nicht zu realisieren, so ist ggf. ein Umzug in eine altersgerechte Wohnung, eine Wohnung im betreuten Wohnen oder ein Zimmer in einer Demenz-WG eine Alternative.

---

[42] Vgl. Weissenberger-Leduc 2009, S. 20
[43] Vgl. BGB, § 1901, Abs. 3 Satz 1
[44] Vgl. BGB, § 1901, Abs. 2 Satz 2
[45] Vgl. Stoffers 2016, S. 52, s. a. Neubart 2018, S. 37
[46] Vgl. Kruse 2017, S. 317
[47] Vgl. Förstl 2009, S. 316
[48] Vgl. Förstl 2009 S. 316 ff.

3.2.2 Angehörigenversorgung

Die Versorgung übernimmt, sofern vorhanden, in erster Linie die Familie des Betroffenen.[49] Unabhängig von der Erkrankung wurden 76% aller pflegebedürftigen Menschen 2017 zu Hause versorgt. Das sind 2,59 Millionen Menschen. Davon wird mehr als die Hälfte von ihnen, 1,76 Millionen Menschen, allein durch Angehörige versorgt[50]. Die pflegenden Angehörigen sind zumeist die Partner und damit selbst entweder älter als 65 und leiden gegebenenfalls an Erkrankungen, die zukünftig ebenfalls eine Pflege nötig werden lassen oder sie sind sogar noch erwerbstätig.[51]

In diesen Fällen ist einer weitere, vor allem frühzeitige, Unterstützung aus professioneller Hand zu empfehlen. So kann sich der Betroffene an neue Bezugspersonen gewöhnen.

Die professionelle Hilfe sollte beratend und unterstützend ausgelegt sein. Die Betreuung, Pflege und Begleitung können dann aus der Familie heraus, durch den Partner, die Kinder oder Geschwister, erfolgen. Aus der Erfahrung des Referenten lassen sich dazu viele Beispiele finden. Die sichere Bindung innerhalb dieser langen bestehenden Beziehungen kann einen positiven Einfluss auf das Erleben und die psychische Verfassung des Demenzerkrankten haben.[52] Außerdem erfolgt aufgrund der frühzeitig auffallenden Veränderung des Betroffenen meist Intervention im frühen Stadium der Erkrankung.[53] Lebt der Betroffene nicht allein, fallen demenziell bedingte Veränderungen früher, als bei Alleinlebenden auf und eine Intervention kann rechtzeitig erfolgen. Denn auf jeden Fall fordern die Demenzen einen enormen Aufwand an Pflege, Zeit und Kraft und stellen damit eine nicht unerhebliche psychische Belastung für alle Beteiligten des Versorgungssystems eines Betroffenen dar[54].

Wirkt die familiäre oder partnerschaftliche Beziehung gut und intakt[55], kann sich der Betreuer durchaus auf die Hilfe der Angehörigen verlassen, sollte dennoch im Blick behalten, dass diese aufgrund von Überfürsorglichkeit für den geliebten Menschen oder der andauernden Belastung zu Überforderung bis hin zum Ausleben des entstandenen Machtgefälles neigen können. In diesem Fall benötigen sie selbst Hilfe.[56] Ein gezieltes Entgegenwirken dieser Überforderung ist wichtig und bedarf einer Beratung und Begleitung der Angehörigen.[57]

Auf diesen Aspekt soll im Weiteren nicht näher eingegangen werden. Im Fokus dieser Arbeit soll der Erkrankte und seine sich daraus entwickelnde Situation gehen. Relevant ist die Überforderung in Bezug auf ihre Folgen. Zum einen kann sich dadurch die bisherige Versorgung des Demenzkranken von heute auf morgen ändern und zum anderen könnte darin auch Grund zur Annahme einer Gefährdung des Wohls des Betreuten mit Demenz bestehen. Auch eine Verstärkung der der Passivität des Betroffenen durch wohlgemeinte Abnahme von Tätigkeiten, Überfürsorge oder Bevormundung durch die pflegenden Angehörigen kann die Unselbstständigkeit und den Rückgang von Fähigkeiten und Fertigkeiten fördern.[58]

Durch regelmäßige Kontakte zum Betreuten und der pflegenden Angehörigen sollte der Betreuer feinfühlig für ethische Konfliktsituationen, ggf. auch nicht genehmigter Anwendung freiheitsentziehender Maßnahmen, und auch die angesprochene Überforderung sein und entsprechend darauf eingehen.

---

[49] Vgl. Grebe 2019, S. 74
[50] Statistisches Bundesamt
[51] Vgl. Internetlink www.dza.de
[52] Vgl. Stoffers 2016, S. 35
[53] Vgl. Kruse 2017, S. 329
[54] Vgl. Weissenberger-Leduc 2009, S.10
[55] S. a. Grebe 2019, S. 78
[56] Vgl. Förstl 2009, S. 236, s. a. Stoffers 2016, S.
[57] Vgl. Förstl 2009, S. 316
[58] Vgl. Weissenberger-Leduc 2009, S. 35

Ist es der Wunsch des Betroffenen in der Häuslichkeit zu leben und generell der Angehörige bereit und in der Lage, weiterhin die häusliche Versorgung zu übernehmen, können schrittweise und je nach Bedarf des Betreuten weitere ambulante und förderliche Hilfen integriert werden, die auf Angehörige entlastend und Betroffene aktivierend wirken.

Zusammengefasst hält der Referent eine reine Angehörigenversorgung, ohne professionelle Unterstützung, für schwer und nicht förderlich, da sich aus der Erfahrung heraus dadurch genau die Probleme entwickelt haben, auf die bereits eingegangen wurde.

Es bleibt zudem auch mit Unterstützung der Angehörigen nicht aus, dass die Demenz weiter fortschreitet, so dass sich die Versorgung und Pflege für diese als unzumutbar darstellt und ein Umzug in ein Pflegeheim wahrscheinlicher wird.[59]

3.2.3 Betreutes Wohnen

In Wohnanlagen oder Wohnblocks werden durch gewerbliche Vermieter kleine seniorengerechte und meist barrierefreie 1- bis 2- Zimmerwohnungen angeboten. In diesen Anlagen bietet zudem ein Pflegedienst die pflegerische Versorgung an, die über einen Pflegegrad von der Pflegeversicherung finanziert werden kann.

Zusätzlich werden weitere Serviceleistungen angeboten, die das Wohnen angenehm machen, die Haushaltsführung erleichtern und auch die Gemeinschaft fördern. So kann der Betroffene selbst entscheiden, ob er sich in seine 4 Wände zurückziehen möchte oder an Gruppenangeboten teilnimmt.

Weiterhin werden gegen Entgelt hauswirtschaftliche Dienstleistungen, Hausnotrufe und nächtliche pflegerische Notfallversorgung angeboten. Die hier lebenden Menschen genießen demzufolge die Möglichkeit der Autonomie ihrer Wohnung verbunden mit der Möglichkeit jederzeit professionelle Hilfe oder soziale Kontakte zu erhalten[60], welche die symptomatischen Erscheinungen der Demenz positiv beeinflussen können.[61]

Erfahrungsgemäß entscheiden sich Betreute bei ausreichender Mobilität und bisher großzügig vorhandenem Platzangebot im bisherigen Zuhause, nur schwer für eine 1-Zimmerwohnung. Das Angebot der 2-Raumwohnungen wird allerdings gern Paaren vorbehalten und ist auch mit höheren Kosten verbunden, die sich nicht jeder Single-Betroffene leisten kann und möchte. Ist diese Bedingung dennoch erfüllt, so müssen zumindest freie Kapazitäten vorhanden sein, woran der Umzug in der Praxis letztendlich scheitert. In Dessau-Roßlau sind in den modernen und gut geführten Anlagen Wartezeiten von bis zu 3 Jahren möglich. Viel Zeit, die bei dieser Erkrankung eine gewichtige Rolle spielt und deshalb ein k.o.-Kriterium darstellt.

Als nachteilig kann auch die Abhängigkeit einer schönen Wohnung von einem, vom Betreuten eher weniger bevorzugten, Pflegedienst sein. Stimmt dann die Chemie zwischen beiden Seiten nicht oder kommt es im Verlauf zu nicht auflösbaren Konflikten, so ist keine Alternative zum vorhandenen Dienstleister geboten. In den Mietverträgen ist Klausel, dass dies einen Kündigungsgrund darstellt, vielfach bedacht worden. Eine Lösung ist dann nur mit einem Umzug oder der Akzeptanz des Pflegedienstes verbunden.

---

[59] Vgl. Grebe 2019, S. 75
[60] Vgl. Neubart 2018, S. 67 und 211
[61] Vgl. Kruse 2017, S. 320

3.3 Teilstationäre und ambulante Versorgung

Die ambulante Versorgung gewährleistet mit wachsender Bedeutung eine professionelle Unterstützung der Betroffenen in ihrem häuslichen Umfeld. Auf Basis dieser wird die Pflege in der Häuslichkeit unter qualifizierten Bedingungen durchgeführt, die Betroffene und vor allem Angehörige entlastet und eine Institutionalisierung kann herausgezögert oder gar vermieden werden.[62]

Die Wahl des geeigneten Dienstleisters erfolgt nach Ab- und Rücksprache mit dem Betroffenen und den vorhandenen Angehörigen. Empfehlenswert ist es in jedem Fall, dass sich der Leistungsbringer die Gegebenheiten der Wohnung ansieht und beratend zur Seite steht. Der geschulte Blick der Pflegekräfte, was zur Pflege benötigt wird, was möglich ist und was verbessert werden muss, erleichtert die zielführende Arbeit des Betreuers und die der professionellen Hilfe.

Der Betreuer beobachtet und kontrolliert die Arbeit der Leistungserbringer, hält Rücksprachen und überprüft das Ergebnis der Pflege und die Zufriedenheit des Betreuten. Denn auch hier können Probleme auftreten, wenn Pflegekräfte unzureichend und unsensibel auf den Betreuten eingehen oder anwesende Angehörige sich mit gut gemeinter Kritik nicht zurückhalten können. Die daraus entstehenden Spannungen wirken nach und haben Einfluss auf den Zustand des Demenzkranken.[63]

In Abhängigkeit vom Stadium der Demenz können ambulante Hilfen wie zum Beispiel:

- Nachbarschaftshilfe
- Ehrenamtliche Helfer
- Essen auf Rädern
- Hauswirtschaftliche Dienstleister

zur Unterstützung hinzugezogen werden, auch wenn noch keine Pflege als solche notwendig erscheint.[64] Mit Fortschreiten der Demenz wird aber die Hilfe zunehmend auch Pflege übernehmen. Dazu sind folgende Möglichkeiten geeignet und sollen kurz beschreiben werden.

3.3.1 Ambulanter Pflegedienst

Die Grundpflege, Behandlung nach Verordnungen von Ärzten, Abholung von Rezepten und Begleitung zu Arztterminen wird von qualifizierten Pflegekräften durchgeführt. Dienstleister, welche einen geringen Wechsel des Personals durch Bezugspflege anbieten, erscheinen bei der Demenz sinnvoll und sollten bevorzugt ausgewählt werden. Die Kosten werden je nach Einsatzgrund von den Kranken- oder, bei Vorhanden eines Pflegegrades, von den Pflegekassen getragen.

3.3.2 Tagesstätte und Tagespflege

Eine Tagesstätte bietet an bis zu fünf Tagen in der Woche niederschwellige Teilhabeleistungen an. Die Angebote reichen von gemeinsamen Mahlzeiten und Unternehmungen, Beschäftigungstherapien, kognitives Training bis hin zu angemessenen sportlichen Aktivitäten. Die Besucher können so die soziale Gemeinschaft Gleichgesinnter und die Abwechslung vom Alltag zu Hause genießen. Für Betroffene gibt es Selbsthilfegruppen, für Angehörige werden auch Angehörigengruppen angeboten. Meist gibt es offene Konzepte, die ohne Voraussetzungen die Teilnahme an den Angeboten ermöglichen.

---

[62] Vgl. Stoffers 2016, S. 53
[63] Vgl. Förstl 2009, S. 139
[64] Vgl. Förstl 2009, S. 241 ff., 358

In der Tagespflege gibt es neben solchen Angeboten und reinen Betreuungsleistungen auch zusätzlich das Angebot von Pflegeleistungen nach Bedarf, so dass zum Beispiel Inkontinenzversorgung, Körperpflege oder Medikamentengabe gewährleistet werden. In der Regel werden auch Hol- und Bringedienste angeboten.

Die Preise variieren je nach Anbieter und werden von den Pflegekassen übernommen, sofern ein Pflegegrad vorliegt und in Abhängigkeit der Einstufung. Der Betreute hat einen übrigbleibenden Eigenanteil der Kosten zu tragen.

Für die Betroffenen werden so das Leben in den eigenen vier Wänden und Teilhabe an der sozialen Gemeinschaft ermöglicht. Angehörigen bietet diese ambulante Leistung eine mögliche Entlastung, da an solchen Tagen, die doch sehr zeitaufwendige Betreuung oder gar Beaufsichtigung ihrer demenzkranken Angehörigen abgenommen wird und sie eigene Termine oder Erholung finden können. Auch ihre Motivation, den demenzerkrankten Partner oder Angehörigen weiterhin in der Häuslichkeit zu pflegen, kann so erhalten werden.

3.3.3 Kurzzeitpflege und Verhinderungspflege

Eine weitere ergänzende Entlastung bieten Kurzzeitpflegeplätze, die bei Krankheit oder Urlaub der Pflegeperson den an Demenz Erkrankten aufnehmen, pflegen und betreuen. Unter anderem bieten Pflegeheime diese Plätze an.

Die Kosten werden bis zu einem Festbetrag pro Jahr über die Pflegekasse beantragt und von dieser übernommen. Dem Betroffenen muss also ein Pflegegrad anerkannt worden sein. Unterkunft und Verpflegung müssen jedoch als Eigenanteil geleistet werden.

Diese Hilfe ist geeignet, um Angehörigen die notwendige Erholung der anstrengenden Pflege oder nach eigener Krankheit zu ermöglich. Aus der Betreuungspraxis heraus, wurden diese Leistungen meist weniger für einen Urlaub genutzt. Zumeist erfolgte die Verlegung in eine Kurzzeitpflege kurzfristig aufgrund von Krankheit oder Tod der bisherigen Pflegeperson oder weil der pflegende Angehörige die schwere Belastung und den erheblichen Aufwand der Pflege und Betreuung nicht mehr stemmen konnte.

Die befristete Abwesenheit des Betroffenen von seinem Zuhause kann auch für Umbauten zu einer barrierearmen bis -freien Wohnung genutzt werden. Allerdings hat die Praxis gezeigt, dass dafür ein nicht unerheblicher Vorlauf an Planung notwendig ist. Handwerkertermine sind nicht auf die Schnelle zu bekommen und die Kostenübernahme muss im Vorfeld mit mindestens zwei vorliegenden Kostenvoranschlägen von Handwerkerbetrieben bei der Pflegekasse beantragt werden.

Gleichzeitig gestaltet sich der Ortswechsel für die Betroffenen in den meisten Fällen sehr schwierig und die Eingewöhnung vollzieht sich nur langsam. So dass Angehörige dann erwägen, den Betroffenen „doch lieber gleich im Heim" zu belassen und letztendlich aus dem Aufenthalt in der Kurzzeitpflege eine Umwandlung in einen vollstationärer Heimplatz vorgenommen wird.

3.3.4 Tagesklinik

Im Anschluss an eine stationäre Behandlung auf einer gerontopsychiatrischen Station, bietet ein Platz in einer Tagesklinik die Möglichkeit, täglich am Nachmittag in die Häuslichkeit zurückzukehren und dennoch Behandlung und Therapien tagsüber zu erhalten. Der Zeitraum der Behandlung variiert in der Regel zwischen drei und sechs Wochen und findet wochentags statt.

Nach den Erfahrungen des Referenten ist diese Option vor allem im Anfangsstadium der Demenz geeignet, um den Betroffenen nach einer langen Zeit in der schützenden Umgebung einer Klink wieder

schrittweise an den Alltag und dessen Anforderungen heranzuführen. Tagesstruktur und Routine können so geübt und integriert werden.
Für Betroffene ab dem mittleren Stadium erscheint es, aufgrund der damit verbundenen Anstrengungen und den bereits auftretenden kognitiven Einschränkungen, nicht mehr geeignet.

3.4 Stationäre und vollstationäre Versorgung

3.4.1 Krankenhaus / Psychiatrie / Gerontopsychiatrische Station

Unfälle in der Häuslichkeit, akute Erkrankungen und Komplikationen oder eine Verschlechterung der Demenzsymptomatik führen meist zu einer Aufnahme in einem Krankenhaus. Dies können, je nach Aufnahmegrund, Stationen eines Akutkrankenhauses oder auch gerontopsychiatrische Stationen sein. Mit der Behandlung wird leider in der Regel nicht ausschließlich eine Verbesserung des Gesundheitszustandes erreicht, sondern auch eine Verschlechterung des psychischen Zustands des Demenzkranken ist höchstwahrscheinlich. Durch den Aufenthalt erhöht sich zudem das Risiko von zusätzlichen Erkrankungen, Krankenhausinfektionen und einer Verstärkung der Symptome der Demenz enorm.[65] Die Flut an Reizen, unbekannte Menschen, lange Flure und hektisches Treiben wirken auf den Demenzerkrankten beunruhigend oder gar beängstigend. Stoffers spricht in diesem Zusammenhang von einer „komplexen Wechselwirkung zwischen einer Demenz und krisenhaften Ereignissen".[66] Neubart spricht sich dafür aus, stationäre Aufenthalt daher so kurz wie möglich zu halten, sofern sie sich nicht vermeiden lassen.[67]
Aus der Erfahrung des Referenten wird der Betroffene durch den folglich schlechteren Zustand im Krankenhaus noch einmal anders als bisher in der Häuslichkeit erlebt und eingeschätzt, wodurch sich Pflegekräfte und Ärzte verwundert zeigen, dass ihr Patient bisher in der Häuslichkeit lebte. Angehörige können sich dadurch leicht verunsichern lassen, zumal sich der tatsächlich noch mehr dement wirkende Mensch, plötzlich pflegebedürftiger und verwirrter zeigt. Der Referent möchte an dieser Stelle Mut machen, dennoch einen Versuch der Rückkehr in die Häuslichkeit zu versuchen. Denn schon durch die zurückgewonnene vertraute Umgebung und in vertrauter Gesellschaft können, die neu aufgetretenen oder verstärkten Verhaltensauffälligkeiten wieder nachlassen. Sollte der Verlauf der Behandlung oder die Rückkehr in die Häuslichkeit keinen Erfolg zeigen, so ist letztendlich über die Verlegung in eine vollstationäre Einrichtung zu überlegen.

Nicht selten erfordern die Verhaltensauffälligkeiten, wie z. B. Agitiertheit, nächtliches Umherwandern, Depression, oder die Nebenwirkungen bereits verabreichter Medikamente eine medizinische Behandlung und medikamentöse Einstellung. Diese erfolgt stationär in einer Gerontopsychiatrie oder gerontopsychiatrischen Abteilung eines Krankenhauses. Hier ist das Augenmerk des Betreuers auf freiheitsentziehende Maßnahmen oder zu legen und deren Genehmigungspflicht durch das Gericht.[68] Genannt seien z. B. die Gabe von Medikamenten mit sedierender und damit freiheitsentziehender Wirkung oder eine Unterbringung auf einer geschlossenen Station.

---

[65] Vgl. Weissenberger-Leduc 2009, S. 179
[66] Stoffers 2016, S. 254
[67] Vgl. Neubart 2018, S. 133
[68] § 1906 BGB, s. a. Förstl 2009, S. 363

3.4.2 Alzheimertherapiezentrum Bad Aibling

Die Klinik in Bad Aibling ist als stationäre Rehabilitationsmaßnahme für Menschen, welche nicht immobil oder weglaufgefährdet sind und einer leichten bis fortgeschrittenen Demenz leiden, konzipiert. Sie bietet ein vollumfängliches Therapieprogramm für den Erkrankten und dessen Begleitperson, die gleichzeitig Voraussetzung für eine Aufnahme ist. Eine diagnostische Abklärung, medizinische Behandlung und psychotherapeutische, ergotherapeutische Aspekte sowie Entspannungstherapie und sportliche Aktivitäten sind Bestandteil der Behandlung. Der Betroffene und dessen Begleitperson werden individuell geschult, so dass nach der Rückkehr in die Häuslichkeit das gemeinsame Leben und ein krankheitsgerechter Umgang vorbereitet werden sollen. Abgerundet wird das Ganze mit Beratungen zu Fragen der Bereiche Pflege und Sozialpädagogik.

Die Kostenübernahme muss über die Krankenkasse im Vorfeld genehmigt werden, ein Antrag auf stationäre Rehabilitation kann über den behandelnden Hausarzt gestellt werden.

Leider bietet das Alzheimertherapiezentrum keine Therapie für alleinstehende Betroffene an. Das Konzept ist hervorragend, damit jedoch nur einer bestimmten Gruppe der Demenzpatienten zugänglich. Zumeist gehören die Betreuten nicht zu dieser Gruppe.

Ein fortgeschrittenes Stadium der Demenz und wenn die Pflege auch eine komplette Inkontinenzversorgung erfordert, erhöht sich indes die Wahrscheinlichkeit einer Heimaufnahme.[69]

Nachstehend sollen die vollstationären Wohnmöglichkeiten kurz vorgestellt werden.

3.4.3 Pflegeheime

Da wie bereits erwähnt ein Umzug in ein Pflegeheim auf lange Sicht unumgänglich sein kann[70], ist es sinnvoll sich mit den Anbietern bereits weit im Vorfeld auseinanderzusetzen, um eine geeignete Wahl für den Betroffenen individuell treffen zu können. Es bietet sich an, Informationsmaterialien und Broschüren der Pflegeheime im Betreuungsbüro griffbereit vorhanden zu haben, um die Konzepte der Heime, in Bezug auf Betreuungsmöglichkeiten, Beschäftigungsangeboten, Tagesstrukturierung und auch die wohnlichen Gegebenheiten, miteinander vergleichen zu können. Je früher sich der Betreuer im Dialog mit dem Betroffenen und ggf. auch den Angehörigen über das Thema auseinandersetzt, umso eher ist letztendlich eine schwere, aber zielführende Entscheidung möglich. Auch über die Möglichkeit, den Betreuten auf eine Warteliste setzen zu lassen, sollte nachgedacht werden.[71]

Bei den Kosten unterscheiden sich die Pflegeheime nur unwesentlich voneinander. Der Hauptteil der Pflegekosten wird von der Pflegekasse übernommen, während der Betreute einen Eigenanteil zu leisten hat. Aufgabe des Betreuers ist es, die Zahlung sicher zu stellen. Reicht das Einkommen es Betroffenen nicht aus und das Schonvermögen wird ab 5000€ unterschritten, ist ein Antrag auf Hilfe zur Pflege im Rahmen der Sozialhilfe zu stellen.

Weiterhin sollte der Betreuer ab und an, auch unangekündigt und zu wechselnden Tageszeiten, den Betroffenen im Heim aufsuchen und sich von seinem Gesundheitszustand überzeugen. Dabei sollte der Blick nicht ausschließlich auf die körperliche Unversehrtheit gerichtet sein, sondern auch auf das psychische Wohlbefinden. Auch die Einsicht in die aktuelle Medikation ist sinnvoll, um ggf.in Bezug auf eine freiheitsentziehende Wirkung, eine richterliche Genehmigung und die eigene Einwilligung dem Heim zukommen zu lassen.

---

[69] Vgl. Weissenberger-Leduc 2009, S. 18
[70] Vgl. Stoffers 2016, S. 12
[71] Vgl. Förstl 2009, S. 363

Auch wenn der Ort der Lebensführung mit zunehmendem Krankheitsfortschritt irrelevant erscheint[72], können Pflegeheime schon für den Besucher, einen unheimlichen, ungemütlichen, geruchsintensiven und burgähnlichen Charakter haben. Der an Demenz Erkrankte verbleibt jedoch an diesem Ort und muss sich einleben und anpassen, was aufgrund mangelnder Adaptationsfähigkeit durch die Erkrankung ein langer Prozess sein kann und auch als Bedrohung der Existenz erlebt werden kann.[73] Die von Literatur und Medien ausgehende Kritik an Pflegeheimen richtet sich vor allem an die Zeitbeschränkungen der Pflegekräfte. Kruse spricht in diesem Zusammenhang von einer Gefahr, dass die Würde des Menschen mit Demenz keine Verwirklichung erfahren und erleben kann. Gerade die wichtige Beziehungspflege erfordert viel Zeit. Seiner Meinung nach ist der demenzkranke Mensch „auf sorgende Gemeinschaften angewiesen, in denen sie Schutz, Zuneigung, Trost und Motivation finden".[74]

Als Alternative zu einem Pflegeheim gibt es hingegen gerade für demenzkranke Klienten neue und innovativere Konzepte. Im Folgenden sollen solche kurz dargestellt werden.

3.4.4 Wohngemeinschaft, Demenz – WG

Die Vorzüge des Wohnens und Lebens im eigenen Wohnraum genießen, verbunden mit der Möglichkeit, nicht nur schnell und unkompliziert in Kontakt zu Mitmenschen zu gelangen, sondern auch Vertrauen, Nähe, Akzeptanz und Fürsorge zu erleben, steckt im Wunsch nach einem würdevollen Altern. Das, und gleichzeitig eine auf persönliche Bedürfnissen zugeschnittene Versorgung und Unterstützung durch einen strukturgebenden Pflegedienst nach eigener Wahl zu erhalten, kann ein Leben in einer sogenannten betreuten Wohngemeinschaft für Menschen mit Demenz bieten und das sogar bis zum eigenen Tod.[75]

Hier lebt, je nach Größe der Wohnung, eine kleine Gruppe von Senioren wie eine Familie zusammen. Jeder hat ein eigenes Zimmer bzw. Schlafraum, während Küche, Bad und Wohnzimmer für alle zu gemeinsamer Nutzung zur Verfügung stehen.

Den Bewohnern wird weitestgehend Spielraum für die Entscheidungen zum Führen des persönlichen Alltags nach persönlichen Vorlieben und Gewohnheiten, Selbstständigkeit und Selbstverantwortung zugesprochen.[76] Den bereits weiter oben, nach Kruse beschriebenen, vier Kategorien des „Kern eines guten Lebens", würde demnach voll entsprochen. Somit können die unerwünschten „negativen Auswirkungen eines institutionellen Milieus weitgehend vermieden werden".[77]

Angehörige und rechtliche Betreuer sind hier genauso Gast, wie auch Anbieter von Dienstleistungen, können aber Entscheidungen in Vertretung des demenzkranken Mieters treffen.

Die Kosten der Pflege und Betreuung werden genauso durch die Pflegekasse übernommen, wie bei anderen Wohnmöglichkeiten. Allerdings gibt es weitere Finanzierungszuschläge, um eine solches Vorhaben umsetzen zu können, wenn kein passendes bestehendes gefunden werden kann.[78]

Leider gibt es bisher in der Umgebung des Referenten nur wenige "echte" Wohngemeinschaften. Vorrangig werden in Dessau-Roßlau die Konzepte einer solchen Wohngemeinschaft von Pflegediensten aufgegriffen, wobei damit die Wahlmöglichkeit des Bewohners, welcher Anbieter von Pflege gebucht wird, von vornherein ausgeschlossen ist.

---

[72] Vgl. Stoffers 2016, S. 92
[73] Vgl. Stoffers 2016, S. 273, s. a. Kruse 2017, S. 345
[74] Kruse 2017, S. 347
[75] Vgl. Deutsche Alzheimer Gesellschaft, Informationsblatt 13
[76] Vgl. Förstl 2009, S. 363 f.
[77] Förstl 2009, S. 364
[78] Vgl. Deutsche Alzheimer Gesellschaft, Informationsblatt 13

3.4.5 Demenzdorf

Ein weiteres, eher ungewöhnliches, aber sehr interessantes, Konzept aus den Niederlanden ist das Demenzdorf. Dies ist eine Einrichtung auf einem großen umzäunten Areal. Von innen gleicht das Leben dem, eines Stadtviertels oder eines kleinen Dorfes. Es gibt Institutionen in dieser Einrichtung, wie Friseur, Geschäfte und Cafés, die ein „normales" Leben und damit gewohnte Aktivitäten und gefühlte Normalität durch Imitation zulassen. Die Bewohner gehen einkaufen, wofür sie kein Geld benötigen. Es gibt eine Bushaltestelle, jedoch fährt kein Bus vor.

Positive, als auch negative Meinungen lassen sich in Literatur und Medien zu diesem Konzept finden.[79] Der Referent möchte es an dieser Stelle auch nur der Vollständigkeitshalber erwähnen, da die persönlichen Erfahrungen im Betreueralltag zu diesem Konzept fehlen.

3.4.6 Mehrgenerationswohnen

In einem großen Haus oder einer Wohnanlage leben Menschen aller Altersstrukturen, egal ob die Familie, das Paar oder ein Single, unter einem Dach.

Vergleichbar ist diese Wohnform mit dem Lebensstil der Familien vor einigen Jahrzehnten, wo jung und alt ihr Leben im gemeinsamen Haus über Generationen lebten. Dank Mobilität und Flexibilität hat sich allerdings dieses Modell gewandelt. Jungen Familien mit Kindern fehlt die Unterstützung der weit entfernt lebenden Großeltern. Besagte Großeltern leben allein und bleiben in ihrer gewohnten Umgebung, während ihre Kinder oder Enkel ihr Leben joborientiert in anderen Städten aufbauen.

Diese Wohnform verfolgt am ehesten das Ziel der Inklusion, sich gegenseitig zu unterstützen, wo die eigenen Familienangehörigen fehlen und Lücken entstehen und miteinander Zeit zu verbringen. So hilft die „Leihoma" die Kinder zu hüten und der Familienvater geht für sie im Gegenzug einkaufen. Der Garten wird gemeinschaftlich gepflegt, gemeinschaftliche Räume lassen jederzeit soziale Kontakte zu.

Gerade für alleinstehende alte Menschen erscheint der Grundgedanke sehr interessant, wenn sie sich frühzeitig selbst dafür entscheiden. Einer leichten Demenz könnte aufgrund der Verantwortung, die jeder Rolle im Haus zugesprochen wird, eine bessere Prognose eingeräumt werden.

Speziell für die Betreuten, mit mittelgradiger bis schwerer Demenz als Diagnose, ist das Mehrgenerationswohnen, aufgrund der notwendigen Pflege, eher weniger optimal. Denn diese steht bei diesem Konzept nicht im Vordergrund und wäre sicher für die Aufnahme ein Hinderungsgrund.

In Dessau-Roßlau wird diese Wohnform bisher weder angeboten, noch haben sich offiziell Menschen für ein solches Projekt gefunden.[80]

---

[79] Vgl. Grebe 2019, S. 337 f., Förstl 2009, S. 243 f.
[80] Vgl. Internetlink: verwaltung.dessau-rosslau.de

4 Möglichkeiten und Grenzen der Betreuungsarbeit

Häufigster Konflikt ist, nach Erfahrung des Referenten, die Frage, ob dem Wunsch des Demenzkranken, in seinem Zuhause Wohnen zu bleiben, entsprochen werden soll und kann. Generell heißt es aus sozialgesetzlicher Sicht: „ambulant vor stationär".[81]

Die Literatur empfiehlt zum einen, dass der Betroffene möglichst in der vertrauten Umgebung seines Zuhauses verbleiben sollte und die Versorgung an die Prägephasen des Betroffenen angepasst werden sollte.[82] Zum anderen wird im Verlauf der Demenz und mit Zunahme der Einschränkungen eine Heimaufnahme als unumgänglich angesehen.[83]

Der Betreuer wird hier nicht umhinkommen, in seinen Überlegungen das Für und Wider der Versorgung, vor allem wo der Betroffene versorgt wird (Ambulant vs. Stationär), in jedem konkreten Fall und individuell abzuwägen. Oftmals steht der Wunsch im eigenen Zuhause zu bleiben, der Gefährdung, die diese mitbringen kann, der Sicherheit einer Institution gegenüber:

- Das Alleinleben steht der besseren Ermöglichung der sozialen Kontakte bei einer institutionellen Betreuung gegenüber.
- Die Kosten einer ambulanten Versorgung gegenüber die der stationären Versorgung variieren je nach dem wieviel Aufwand notwendig ist und können damit günstiger[84], als auch weit teurer und damit nicht finanzierbar sein.
- Die Lebensqualität kann sowohl in der Häuslichkeit als auch in einer Institution verbessert oder verschlechtert werden.
  Zu Hause darf der Mensch selbst über seinen Alltag entscheiden, im Pflegeheim gibt es meist routinierte und feste Abläufe. Die Versorgung kann in einer behindertengerechten Einrichtung sicher gewährleistet werden, während in der Häuslichkeit zumeist, Umbauten notwendig werden.
  Außerdem ist im Pflegeheim 24h am Tag die Aufsicht und Betreuung möglich, in der Häuslichkeit wird das kaum erreicht, was Gefahren mit sich bringt.
- Ein Umzug in eine solche Institution steht aufgrund der schlechteren Verarbeitung der vielen neuen Eindrücke des Betroffenen und der damit einhergehenden Verstärkung der Symptome der Demenz, einem Verbleib in der Häuslichkeit, in vertrauter und Sicherheit gebender Umgebung, gegenüber.

Diese Entscheidungen sind niemals leicht, weil sie erhebliche Konsequenzen zu Folge haben können, die sowohl positive wie auch negative Aspekte in sich tragen. Bei den Überlegungen sollte sich der Betreuer von Kriterien leiten lassen, die sich an ethischen Prinzipien orientiert.

Stoffers fasst diesen Aspekt folgendermaßen treffend zusammen: „Beim Verhältnis von Nähe und Distanz und dem Grad der Versorgung und Betreuung sollte demenziell Erkrankten maximal mögliche Selbstbestimmung eingeräumt werden. Eine Maxime demenzgerechter Pflege und wertschätzenden Umgangs lautet: maximale Freiheit und minimale Kontrolle. Dies bedeutet z. B., die eigenen bzw.

---

[81] Vgl. §13 Abs. I SGB XII, Gesetze-im-Internet.de
[82] Vgl. Stoffers 2016, S. 91
[83] Vgl. Grebe 2019, S. 75
[84] Vgl. Stoffers 2016, S. 51

gängigen Vorstellungen von Ordnung und Sauberkeit, Angemessenheit und Sinnhaftigkeit nicht unreflektiert auf den Erkrankten zu übertragen."[85]

Daher ist es wichtig, sich einen Überblick zu verschaffen, welche Hilfeanbieter und Institutionen in der Umgebung für den jeweiligen Betreuten am geeignetsten erscheinen.

Bei den Überlegungen sollte sich der Betreuer von den Ressourcen des Betroffenen ausgehend, von dessen Wünschen und nach Abschätzung der bestehenden Risiken bei der Wahl der passenden Hilfen leiten lassen.

5 Fallbeschreibungen

5.1 Herr E.

Herr E. ist 73 Jahre alt, als die Betreuung 2018 per einstweiliger Anordnung eingerichtet wurde. Er ist verwitwet, Vater zweier Kinder, zu denen kein Kontakt mehr besteht und lebte mit seiner Lebensgefährtin seit 10 Jahren in einer bescheidenen Zweiraumwohnung in einer Kleinstadt.

Er befand sich im Krankenhaus auf einer internistischen Station, wo er wegen einem Gallensteinleiden behandelt wurde. Für weitere Untersuchungen war seine Einwilligung erforderlich, die er nach Einschätzung der Ärzte nicht mehr geben konnte. Zweitweise wirkte er zeitlich und örtlich desorientiert. Zur Person konnte er noch gut Auskunft geben, Situationen wurden tagesformabhängig verkannt. Die Angehörigen (seine Lebensgefährtin und deren Tochter) gaben Auskunft, seine Hausärztin habe ihn bisher behandelt und habe eine Demenz festgestellt. Eine Vollmacht oder Patientenverfügung lag nicht vor, so dass ich als Betreuer bestellt wurde.

Kurz darauf wurde er im Anschluss an die stationäre Behandlung in die Kurzzeitpflege entlassen. Dies wurde im Vorfeld noch vom Sozialdienst des Krankenhauses organisiert. Während er sich in der Kurzzeitpflege befand, ging es ihm zunehmend besser. Bei meinen Besuchen konnte er sogar ohne Hilfe Treppen steigen, selbstständig das WC aufsuchen und meist adäquat kommunizieren. Aufgrund der vorliegenden Demenz wirkte er zeitweise in den kognitiven Fähigkeiten eingeschränkt, konnte sich aber an Gesprächsinhalte der letzten Stunde erinnern. Seine Lebensgefährtin berichtet, Herr E, habe bis zum Krankenhausaufenthalt ein wenig im Haushalt geholfen, sie seien täglich spazieren gegangen, ansonsten habe Herr E. die meiste Zeit im Sessel gesessen und nichts gemacht, abends lediglich ferngesehen. Die Pflege am Abend sei ihr am aufwendigsten erschienen. Abends seien beide ins Bett gegangen, woraufhin Herr E. nach einer Stunde wieder aufstand, umtriebig in der Wohnung aktiv war und desorientiert erschien. Außerdem sei zeitweise eine Inkontinenz aufgetreten. Wenn seine Lebensgefährtin ihn dann wieder zu Bett bringen wollte, sei er wütend geworden und auch schon aggressiv.

Mein Eindruck war, dass die Tagesstruktur in einer Tagesstätte hätte verbessert werden können. Für die Pflege sollte ein Pflegedienst bis zu 3x täglich integriert werden. Vor allem für den Abend benötigte die Lebensgefährtin Unterstützung. Eine Pflegebett lehnt sie vorerst ab. Die Inkontinenzversorgung war für sie das geringste Problem. Es wurde meinerseits überlegt, das Bad ggf. behindertengerecht umzubauen.

Für die Behandlung der nächtlichen Unruhe sollte die Hausärztin sorgen. In der Kurzzeitpflege ist er hingegen diesbezüglich nicht mehr auffällig gewesen.

Die Lebensgefährtin mochte ihn bis dato wieder in die gemeinsame Wohnung zurücknehmen, ihn versorgen und pflegen.

---

[85] Stoffers 2016, S. 44

Ich beantragte eine Höherstufung des Pflegegrades und suchte geeignete Anbieter. Für die Entlassung nach Hause organisierte ich einen Pflegedienst und einen Platz in einer Tagesstätte, welche er an zwei Tagen in der Woche aufsuchen sollte, was er auch selbst gern mochte. Er betonte zumal bei jedem Gespräch, nach Hause zu wollen.

Die Tochter der Lebensgefährtin hatte hingegen Bedenken und auch die Hausärztin des Betroffenen, welche das Paar bisher behandelte, äußerte sich klar gegen die Rückkehr von Herrn E. Beide äußerten sich in Sorge um den psychischen Zustand der Lebensgefährtin, weniger um Herrn E. Sie riefen mehrfach beim mir und der Lebensgefährtin an, um ein Umdenken zu erwirken. Unter diesem Druck wurde die Lebensgefährtin zunehmend ambivalent, ihren Partner doch nicht wieder nach Hause zu holen. Kurz vor der Entlassung aus der Kurzzeitpflege entschied sie sich dagegen und Herr E. verblieb im Pflegeheim, der Platz der Kurzzeitpflege wurde in einen stationären Heimplatz umgewandelt.

Herr E. lebt noch immer im Pflegeheim. Seine Lebensgefährtin wohnt nur 250 m weiter in der Wohnung und besucht ihn seither jeden Tag. Er hatte sich bald eingelebt, äußerte dennoch die nächsten Monate bei jedem Besuch nach Hause zu wollen. Als die einstweilige Betreuung auf sieben Jahre verlängert wurde, hatte sich auch dies gelegt.

Mein Eindruck war, dass hier viel Potenzial vorhanden war, nichtsdestotrotz stand und fiel dies mit der Versorgung durch die Lebensgefährtin. Auch fiel es anfangs schwer, die Bemühungen der Hausärztin nachzuvollziehen und die Entscheidung der Lebensgefährtin zu akzeptieren. Die Sorge um die Lebensgefährtin war zuletzt verständlich, nachdem eine bei ihr, seit Jahren bestehende, Depression dem Referenten bekannt wurde.

Anfangs überlegte ich, ob ein betreutes Wohnen eine weitere Option für Herrn E. sei. Andererseits wäre die nächstgelegene Möglichkeit so weit entfernt gewesen, dass sich das Paar nicht mehr ohne weiteres hätte sehen können. Finanziell und körperlich waren die Ressourcen der Lebensgefährtin sehr beschränkt, so dass sie ihn nicht allein und somit nur selten hätte besuchen können. Die täglichen Besuche tun zweifellos sichtbar beiden gut und so wurde keine weitere Veränderung herbeigeführt.

5.2   Frau R.

Frau R. ist eine 70-jährige Witwe, bei der aufgrund einer vaskulären beginnenden Demenz die Betreuung 2019 mit ihrem Einverständnis eingerichtet wurde. Sie lebte in ihrer eigenen Drei-Zimmerwohnung, wurde viermal wöchentlich in die Tagesstätte abgeholt und hauswirtschaftlich durch einen Pflegedienst unterstützt. Als nächste Angehörige halfen ihre Schwägerin und ihr Bruder mittels Vollmacht ihr bei den zu erledigenden rechtlichen Angelegenheiten. Zum inhaftierten Sohn bestand nur Telefonkontakt, die erwachsenen Enkel schauten regelmäßig bei der Betroffenen vorbei.

Wie die Schwägerin mit der Zeit erfuhr, holten sich die Enkel regelmäßig hohe Geldbeträge bei Frau R. ab und bedienten sich, während eine Krankenausaufenthaltes dieser, auch mit deren EC-Karte am Girokonto der Betroffenen. Das Vermögen war bald aufgebraucht und Frau R. nahm trotz eines guten Einkommens durch Witwen- und Altersrente einen Kredit mit unmöglichen Konditionen auf, um sich, vermeintlich, zumindest ihren Lebensunterhalt leisten zu können. Sie hatte den Überblick über ihre finanzielle Situation verloren.

Ihre Schwägerin regte die Einrichtung einer Betreuung an, weil die Betroffene trotzdem weiterhin Geld an ihre Enkel und dem einsitzenden Sohn ausgab. Die Schwägerin hinterfragte dies, wodurch sich Konflikte entwickelten, die beide nicht gern ausstanden.

Nachdem die Betreuung an mich übertragen wurde, wurden recht schnell weitere Defizite bei der Betroffenen deutlich. Sie stürzte häufiger, hatte Prellungen und Hämatome, verheimlichte aber aus

Scham diese Tatsachen vor ihrer Familie, der somit diese Umstände nicht bekannt waren. Frau R. hatte keine Erinnerung an die Stürze.

Zur Abklärung begleitete ich die Betroffene zur behandelnden Hausärztin, die hingegen eine medizinische Ursache ausschloss und das Geschehen als harmlos bagatellisierte. Ich bestand auf eine stationäre Einweisung in eine neurologische Fachklinik, wo Frau R. noch am selben Tag mit Verdacht auf Epilepsie und komplex fokalen Anfällen aufgenommen wurde. Die Diagnose bestätigte sich, so dass Frau R. entsprechend medikamentös eingestellt wurde. Nach Rücksprache mit den behandelnden Ärzten und dem Sozialdienst der Klinik wurde ihr ein Umzug in eine Wohnung des betreuten Wohnens nahegelegt.

Nur schwer konnte Frau R. diese Meinung akzeptieren und als ihre eigene Entscheidung für sich treffen. Dabei ließ sie sich mehr von Erinnerungen an die gemeinsame Zeit in der ehelichen Wohnung mit ihrem verstorbenen Ehemann und den zukünftigen als hoch empfunden Kosten der Wohnung im Betreuten Wohnen leiten. Die Möglichkeiten des betreuten Wohnens sagten ihr dementgegen sofort zu. Sie kehrte nicht wieder nach Hause zurück, sondern zog nach dem längeren Klinikaufenthalt direkt ins betreute Wohnen. Ich beantragte innerhalb der Zeit einen Schwerbehindertenausweis und die Erhöhung des Pflegegrades, welche ihr auch zugesprochen wurden.

Aufgrund der Vermögensumstände und dem weiteren sorglosen Umgang mit ihrem Geld, wurde im Verlauf auf Anregung des Betreuers ein Einwilligungsvorbehalt eingerichtet. Leider hatte sich daraufhin die finanzielle Situation nur kurzfristig entspannt, da die Betreute rückwirkend seit 2013 ihre Steuererklärungen abgeben sollte und sich daraus eine nicht unerhebliche Nachzahlung errechnete.

Die Wohnung empfindet sie dagegen noch immer als zu teuer, so dass sie nicht einsehen möchte, weshalb sie nun mehr für eine kleinere Wohnung zahlt. Hin und wieder erwähnt sie den Wunsch auszuziehen, verwirft diesen jedoch alsbald. Die Möglichkeiten, die das ambulante Wohnen bietet, nutzt sie sehr gern. So nimmt sie meist lieber am Gemeinschaftsessen teil, als allein in ihrer Wohnung zu essen. Die Wahlmöglichkeit, dies aber dennoch zu können, gefällt ihr, da sie sich gern etwas Besonderes zum Essen leistet und das einfache Essen des Buffets diesem Geschmack nicht genügt.

Sie trifft andere Bewohner des Hauses bei der geführten Freizeitgestaltung, an denen sie hin und wieder teilnimmt. Auch die hauswirtschaftlichen Annehmlichkeiten nutzt sie gern, dass sie sich weder um die Entsorgung des Mülls noch um ihre Wäsche kümmern muss. Den im Haus ansässigen Pflegedienst kennt sie bereits aus der Zeit, als sie noch in der vorherigen Wohnung lebte. Sie wird bei der regelmäßigen Medikamenteneinnahme und einmal wöchentlich beim Duschen unterstützt Die Tagesstätte besucht sie weiterhin, wobei sie ab und an überlegt, auf zwei Tage pro Woche zu reduzieren.

5.3   Frau K.

Frau K., eine damals 97-jährige alleinlebende Rentnerin, wurde zu Beginn 2018 nach einem Sturz mit Schädel-Hirn-Trauma ins Krankenhaus eingeliefert und auf eigenen Wunsch noch am selben Tag wieder in die Häuslichkeit entlassen. Am nächsten Tag erfolgte eine erneute Aufnahme aufgrund von Schmerzen im Bein. Im Krankenhaus zeigte sie eine wechselnde Compliance und aggressives Verhalten. Es wurde eine Demenz als Verdacht diagnostiziert und der Sozialdienst regte die Betreuung an und organisierte die Entlassung in eine Pflegeeirichtung. Das Amtsgericht bestellte zunächst die Tochter der Betroffenen als ehrenamtliche Betreuerin.

Nachdem diese indessen keine Heimkosten zahlte, den Heimplatz kündigte und die Betroffene aus dem Heim zu sich nach Hause holen wollte, stellte das Pflegeheim deren Eignung in Frage und informierte das Amtsgericht über die Missstände. Die Tochter hatte aufgrund der kleinen Rente der

Betroffenen einen Antrag beim zuständigen Sozialamt gestellt, schlussendlich aber versäumt, auch nach mehrfacher Aufforderung, die erforderlichen Antragsunterlagen und Nachweise abzugeben. Die vom Amtsgericht geforderten Stellungnahmen, reichte die Tochter nicht ein. Ende 2018 wurde die Betreuung daher mir übertragen.

Inzwischen konnte die Demenz als gesichert diagnostiziert werden, Frau K. war zu einer sinnvollen Kommunikation nicht mehr in der Lage, sie konnte sich nicht mehr orientieren und erkannte niemanden mehr.

Zuerst wurde von mir nachgeholt, die Antragsunterlagen beim Sozialamt einzureichen und auch eine Höherstufung des Pflegegrades erschien erforderlich. Bei der Sichtung der Einkommens- und Vermögensverhältnisse fiel auf, dass die Tochter unregelmäßig höhere Beträge vom Konto der Betreuten abhob. Eine von mir geforderten Nachweis, was mit dem Geld angeschafft und bezahlt wurde, konnte sie nicht vorlegen.

Bei mir stellte sich die Tochter damals vor und bat darum, dass sie ihre Mutter zu Hause bei sich pflegen dürfte. Das Pflegegeld würde ihr ermöglichen, ihren Job zu kündigen (der Arbeitgeber war im Übrigen der Betreiber des besagten Pflegeheimes) und sich um die Mutter zu kümmern. Bei der Besichtigung der kleinen und beengten Wohnung im 5. Stock eines Wohnhauses ohne Aufzug konnte mir die Tochter nicht darlegen, wie sie die Pflege der Frau K unter diesen Verhältnissen sicherstellen wollte. Es schien aufgrund ihres Verhaltens, als würde sie sich bei möglichen Entscheidungen für die Betroffene nicht von deren Wohl, sondern sich von eigenen monetären Motiven leiten lassen.

Als sie erfuhr, dass meiner Ansicht nach, eine adäquate Pflege und humane Freizeitgestaltung unter diesen Bedingungen unmöglich erscheinen, wurde die Tochter verbal aggressiv. Der Kontakt zur Mutter wurde im Anschluss für einige Monate von ihr abgebrochen, sie hat seither bis heute ihre Mutter zweimal im Heim besucht.

Frau K. lebt weiterhin im Heim. Sie hatte sich dort bereits eingelebt und erhält dort die erforderliche und bestmögliche Versorgung. Die Schulden werden nach und nach durch Zahlung kleinerer Raten minimiert. Ein Anwalt riet von einem Vorgehen gegen die Tochter ab.

5.4 Frau F.

Frau F. lebte mit ihrem Mann 15 Jahre in einer Dreiraumwohnung im Herzen von Dessau. Beide hatten keine direkten Nachkommen. Die Geschwister waren zum Teil selbst inzwischen alt und krank oder bereits verstorben. Der Ehemann pflegte und versorgte sie über Jahre, trotz zunehmender Symptome, allein. Durch Auskünfte von Nachbarn wurde in Erfahrung gebracht, dass er Frau F. zu Hause in der Wohnung einschloss, wenn er Besorgungen oder Spaziergänge tätigte. Jegliche Hilfe von außen wurde von ihm abgelehnt.

Als Frau F. mit 91 Jahren Ende 2018 in der Häuslichkeit stürzte und in ein Krankenhaus verlegt wurde, war die Überforderung des Ehemannes offenbar und aus medizinischer Sicht eine Entlassung zurück in die Häuslichkeit nicht mehr vertretbar. Das Krankenhaus diagnostizierte aufgrund der vorliegenden erheblichen Defizite, Frau F. konnte ihre Umwelt nicht mehr sinnvoll erfassen und eine einfache Kommunikation war ihr nicht mehr möglich, eine schwere Demenz und entließ die Betroffene zur Pflege in ein Pflegeheim, vorerst in die Kurzzeitpflege. Die Betreuungsbehörde empfahl die Einrichtung der Betreuung durch Vereinsbetreuer. Der Ehemann stellte sich dort nach Einladung vor und zeigte sich als sehr betroffen, besorgt und engagiert in Bezug auf seine Frau. Er berichtete, dass Frau F. vor 10 Jahren einen Schlaganfall und vor 6 Jahren einen Herzinfarkt erlitt. Nach mehreren Stürzen habe sich ihr Zustand verschlechtert. Er war froh, dass seine Frau inzwischen gut versorgt wurde.

Nach Übernahme der Betreuung war vorerst wenig zu regeln, der Ehemann hatte sich im Vorfeld bereits um alles gekümmert. Lediglich Kleidung fehlte Frau F. im Heim. Nach Aussage der Pflegekräfte hatte man dies dem Ehemann auch mitgeteilt, allerdings sei dieser wenig einsichtig gewesen, weshalb seine Frau Kleidung benötige. Seine Vorstellung des Pflegeheimes war wohl, dass Frau F. ausschließlich Nachthemden benötige, weil sie dort nur noch im Bett liegen müsse.

Die Vermögensverhältnisse zeigten sich als enorm, das Einkommen überdurchschnittlich gut, so dass möglicherweise eine Alternative hätte gefunden werden können.

Jegliche nachfolgenden Versuche von mir, den Ehemann zu erreichen, scheiterten. Weder auf telefonische noch postalische Anfragen gab es eine Reaktion. Persönlich wurde er von mir zweimal an seiner Adresse aufgesucht, zuletzt dennoch nicht angetroffen.

Herr F. wurde einige Wochen später suizidiert in der ehelichen Wohnung aufgefunden.

Bei Frau F. war die Demenz bereits sehr weit fortgeschritten, so dass ohne ihren Ehmann keine Alternative zum Pflegeheim mehr bestand.

5.5 Frau D.

Die 83jährige an Demenz erkrankte Frau D., traf ich bei der Betreuerbestellung erstmals in ihrem eigenen Haus an. Die rüstige und sehr gut gekleidete, schlanke Witwe wirkte auf den ersten Blick gepflegt, äußerte sich freundlich zugewandt. Obwohl das Haus und die Möbel darin bereits einen antiken Charakter aufwiesen, wirkte der Haushalt sehr sauber, ordentlich und ebenfalls gepflegt. Lediglich die nicht ganz passende Wortwahl und die fortwährenden Wiederholungen, sie habe Angst, dass Rechnungen nicht bezahlt werden und sie verarmen könnte, wiesen auf die Demenz hin.

Von der Richterin auf die Diagnose angesprochen reagierte sie leicht entrüstet. Der anwesende Pflegedienst kam dreimal täglich zur Medikamentengabe und einmal wöchentlich zum Saubermachen und Einkaufen. Die Kosten wurden durch den Pflegegrad 1 gedeckt, dies wusste sie im Gespräch jedoch nicht und sorgte sich, wer denn das alles bezahlen solle.

Frau D. vergaß hin und wieder zu essen, so dass sie deswegen etwas abgenommen hatte.

Zu ihren Angehörigen befragt, winkte sie ab. Ihr Ehemann sei vor Jahren verstorben, vor zwei Jahren ihr einziger Sohn an Leukämie. Sie trauere noch sehr um ihn. Außerdem habe sie Enkel und weitere Angehörige, welche sie aber nur selten sehe. Die ebenfalls anwesende Großcousine Fr. A. hatte sie bisher nach Möglichkeit unterstützt und dafür auch eine Vollmacht. Diese sah sich aber aufgrund eigener familiärer Belastung, nicht mehr in der Lage beides zu stemmen. Frau D. hatte sich zudem bei Haustürgeschäften diverse unnütze Verträge aufschwatzen lassen, deren Rückabwicklung Fr. A. überforderten. Aufgrund verwirrter Zustände und dem Verdacht einer beginnenden Demenz und den einhergehenden Beeinträchtigungen wurden in Sorge um Frau D. weitere Maßnahmen erforderlich, welche durch einen Betreuer geregelt werden sollten.

Anfangs wurden Erhöhung des Pflegegrades, ein Schwerbehindertenausweis und ärztliche Untersuchungen organisiert. Frau D. rief des Öfteren beim mir an, zeitweise wirkte sie verwirrt, erbat regelmäßig sofortige Hilfe bei ihren finanziellen Angelegenheiten.

Als der MDK nach der Begutachtung den Pflegegrad 3 zusprach, sollte ein Platz in einer Tagesstätte und die umfassende Pflege durch den ambulanten Pflegedienst organisiert werden. Auch ein Badumbau war geplant, da dies weder dem heutigen Stand entsprach noch pflegegerecht und barrierefrei war. Aufgrund der guten Rente, einem bescheidenen Vermögen und dem Zuschuss der Pflegekasse wären die Kosten dafür tragbar gewesen. Ein Pflegebett, im Erdgeschoss des Hauses, sollte ihr die Möglichkeit bieten ebenerdig alles erreichbar zu haben und keine Treppen mehr steigen zu müssen, um ins Schlafzimmer zu gelangen. Dazu sollte das bisherige Esszimmer zum Schlafzimmer umgeräumt werden. Der Pflegedienst kam bereits am folgenden Tag 3-mal täglich und unterstützte Frau D. bei der Körperpflege, dem Zubereiten der Mahlzeiten und beim Umkleiden vor und nach der Nachtruhe.

In der Woche der Begutachtung stürzte die Betroffene am Abend in ihrem Wohnzimmer. Sie wurde am folgenden Morgen vom Pflegedienst am Boden liegend aufgefunden. Sie wurde ins Krankenhaus verlegt, wo ein Liegetrauma, eine Exsikose, sowie Kachexie diagnostiziert wurden. In den folgenden zwei Wochen erschien sie stark verwirrt, konnte aufgrund von Schmerzen kaum mobilisiert werden. Ich traf sie bei meinen Besuchen im Krankenhaus im Rollstuhl an, sie erkannte mich nicht mehr. Für die behandelnden Ärzte erschien die Betroffene in ihrer Demenz so fortgeschritten, dass die Behandlung für nicht weiterführend erachtet wurde und die Betroffene in ein Pflegeheim verlegt werden sollte. Ich hielt Rücksprache mit den Ärzten über den bisherigen gesundheitlichen Zustand, so dass eine geriatrische Reha vereinbart wurde. Frau D. erholte sich zunehmend, der Allgemeinzustand besserte sich. Demungeachtet konnte sie, trotz Physiotherapie nur noch mit Unterstützung zweier Pflegekräfte aus dem Rollstuhl mobilisiert werden.

Ich versuchte indes die Gegebenheiten in der Häuslichkeit dem derzeitigen Zustand der Betroffenen anzupassen. Einem finanziell möglichen Umbau stand die kurze Zeit gegenüber, die nur zur Verfügung stand. Es ließen sich keine Handwerksunternehmen finden, welche den Umbau innerhalb eines Vierteljahres beginnen, geschweige denn, hätten fertig stellen können.

Frau D. wurde nach zwei Wochen Reha in eine Kurzzeitpflege eines Pflegeheims verlegt. Dort besserte sich ihr Zustand weiterhin, anhaltende Physiotherapie sorgte für eine verbesserte Mobilität. Wahrscheinlich aufgrund des Personalmangels, wurde die Frau vom Pflegepersonal ausschließlich in den Rollstuhl mobilisiert. Durch einen Blasenkatheter waren Toilettengänge weniger erforderlich. Der weiteren Verbesserung waren somit Grenzen gesetzt.

Frau D. beharrte im Verlauf, wieder nach Hause zu wollen. Aufgrund der Heimkosten und den fortlaufenden Unterhaltskosten des alten Hauses schmälerte sich zusehends ihr Vermögen. Eine Lösung musste gesucht werden.

Der Pflegedienst besuchte Frau D. und versagte bedauernd, die Betroffene unter den gegebenen Umständen adäquat in der Häuslichkeit versorgen zu können. Auch der Hausarzt bestätigte, dass er eine Rückkehr in die Häuslichkeit, aus ärztlicher Sicht, nicht befürworten konnte.

Ich beantragte eine Genehmigung, um das Haus an den Enkel, dem einzigen Erben nach dem notariellen Testament von Frau D., zu verkaufen. Somit würden zumindest weitere Kosten dafür nicht mehr Frau D. zur Last fallen.

Nach vielen Gesprächen konnten Frau D. und ich uns darauf einigen, dass sie dennoch nicht im Pflegeheim verbleiben sollte. Es wurde eine kleine Einraumwohnung in einem betreuten Wohnen gesucht, in welches Frau D. zu Beginn dieses Jahrs einzog. Sie ist noch am selben Tag aus ihrem Rollstuhl aufgestanden und konnte die kurzen Strecken in ihrer Wohnung mit Hilfe eines Gehbocks allein bewältigen. Ein Pflegebett wurde beantragt und gestellt. Die Möbel der Wohnung sind vertraute Möbelstücke aus ihrem Haus, über die sie sich beim Einzug besonders freute. Die kleine Küchenzeile ist mit Schränken, Kühlschrank und Kaffeemaschine ausgestattet. Auf einen Herd wurde bewusst verzichtet.

Frau D. erhält Frühstück und Mittagessen in Gemeinschaft und das Abendessen mit Hilfe des Pflegedienstes in ihrer Wohnung. Sie kann jeweils an Vor- und Nachmittagen an Angeboten des Pflegedienstes teilnehmen. Hin und wieder finden gemeinsame Ausflüge statt.

Hauswirtschaftlich werden ihr die Reinigung der Wohnung und der Kleidung vollständig professionell abgenommen. Ein Hausnotruf sichert die nichtbetreute Zeit ab. Frau D. kann so jederzeit Hilfe holen. Ein Seniorenhandy gibt ihr die Möglichkeit, die Angehörigen oder auch mich anzurufen.

Für die Verbesserung der Mobilität erhält sie weiterhin Physiotherapie und nimmt einmal wöchentlich am Reha-Sport teil.
So wurde insgesamt eine bessere Lebensqualität für Frau D. erreicht, als wäre sie im Pflegeheim verblieben. Sie hat sich im betreuten Wohnen eingelebt und fühlt sich in ihrer Wohnung wohl, ab und an fragt sie noch nach ihrem Haus.

6 Fazit

Die Praxisarbeit und ihre Fallbeispielen lassen erkennen, dass die jeweilige Situation eines Betroffenen, aus dessen Lebensweise heraus subjektiv und individuell betrachtet werden muss.
Es gibt keine allgemeingültige Lösung für alle Betroffenen. Genauso wenig ist ein Pflegeheim das letztmögliche Zuhause und die einzig verbleibende Option bei einer Demenz als Diagnose. Es gibt inzwischen gute Ansätze unterschiedlicher Wohnmöglichkeiten, wodurch ein Umzug in ein Pflegeheim sehr lange hinausgezögert oder gar vermieden werden kann.
Es lohnt sich in jedem Fall, als Betreuer, bereits getroffene Entscheidungen zu hinterfragen. So können Entscheidungen durchaus in einer Situation angemessen und sinnvoll, vielleicht sogar einzig richtig, erscheinen. Im Verlauf kann sich, aufgrund unterschiedlicher Entwicklungen, diese Entscheidung aber als nicht die beste erweisen. Es konnte herausgearbeitet werden, dass sich auch Korrekturen der einst getroffenen Entscheidungen lohnen.
Zu Beginn der Arbeit an einem Betreuungsfall, bei dem es um einen demenziell Erkrankten geht, sollten alle Möglichkeiten in Betracht gezogen und nicht von vornherein ausgeschlossen werden. Gerade die Betroffenen und die Angehörigen kennen in den meisten Fällen nicht mal alle Wohn- und Versorgungsstrukturen, die zur Wahl stehen.
Umso wichtiger ist es, dass der rechtliche Betreuer in seinem Gebietskreis umfassend informiert ist und gute Kontakte zu den Dienstleistern und Anbietern von der Versorgung und Pflege hält und den Klienten diesbezüglich beraten kann.
Zudem ist es notwendig, sich einen guten Überblick über den Betreuten selbst zu verschaffen, um alle Ressourcen der Person und seines Umfeldes, zu erkennen. Diese können bei der Planung sinnvoll genutzt werden. Auch Risiken lassen sich durch eine saubere Vorarbeit identifizieren und rechtzeitig ausschalten.
Bei der Wahl der Wohnform und weiterer Versorgung können dann alle möglichen Varianten in Betracht gezogen werden.
Die Rückschritte, die im Laufe der Betreuungsarbeit auftreten, können im kausalen Zusammenhang der Demenz auftreten, zumeist liegen die Hürden aber in zuvor nicht einkalkulierten Problemen, sondern auf anderen Ebenen, angefangen damit, ob der Betroffene Angehörige hat und wenn ja, wie diese zu der Situation stehen. Die Unwissenheit über die Krankheit Demenz, ist trotz vieler Publikationen immer noch in weiten Teilen der Gesellschaft vorhanden.
Der Umzug in ein Pflegeheim ist schlussendlich vermeidbar, erfordert aber eine strukturierte Vorarbeit, sehr gute Kenntnisse des Betreuers und eine flexible Handlungsweise, um auch auf unvorhersehbare Situationen schnell, effektiv und mit ggf. kreativen Lösungen, eingehen zu können.

Vielen Dank für Ihre Aufmerksamkeit!

Literaturverzeichnis

BGB 2019   *Bürgerliches Gesetzbuch*
                                  Beck-Texte im dtv Verlagsgesellschaft mbH & Co KG, München

Deutsche Alzheimer Gesell-   Informationsblatt 15: *Allein leben mit Demenz*
schaft, Informationsblätter   Informationsblatt 13: *Ambulant betreute Wohngemeinschaften für Men-*
                                  schen mit Demenz
                                  Deutsche Alzheimer Gesellschaft

Förstl 2009   Prof. Dr. Förstl, Hans: *Demenzen in Theorie und Praxis*
                                  Springer Medizin Verlag, Heidelberg

Grebe 2019   Grebe, Heinrich: *„Demenz in Medien, Zivilgesellschaft und Familie"*
                                  Springer Fachmedien, Wiesbaden

Kruse 2017   Kruse, Andreas: *Lebensphase hohes Alter: Verletzlichkeit und Reife*
                                  Springer-Verlag Deutschland

Neubart 2018   Neubart, Rainer: *Altenselbsthilfe Bedeutung – Aufgaben – Organisation –*
                                  Umsetzung
                                  Springer Verlag Deutschland

Schaade 2009   Schaade, Gudrun: *Demenz: Therapeutische Behandlungsansätze für alle*
                                  Stadien der Erkrankung
                                  Springer Medizin Verlag, Heidelberg

Schuhmacher 2017   Schuhmacher, Birgit: *Inklusion für Menschen mit Demenz? Exklusionsrisi-*
                                  ken und Teilhabechancen."
                                  Springer Fachmedien, Wiesbaden

Steinmetz 2016   Steinmetz, Astrid: *Nonverbale Interaktion mit demenzkranken und pallia-*
                                  tiven Patienten: Kommunikation ohne Worte – KoW
                                  Springer Fachmedien, Wiesbaden

Stoffers 2016   Stoffers, Tabea: *Demenz erleben: Innen- und Außensichten einer viel-*
                                  schichtigen Erkrankung
                                  Springer Fachmedien, Wiesbaden

Trescher 2013   Trescher, Hendrik: *Kontexte des Lebens: Lebenssituation demenziell er-*
                                  krankter Menschen im Heim
                                  Springer Fachmedien, Wiesbaden

Weissenberger-Leduc 2009   Mag. DDr. Weissenberger-Leduc, Monique: *Palliativpflege bei Demenz:*
                                  Ein Handbuch für die Praxis
                                  Springer Verlag, Wien

Internetquellen

Deutsche-alzheimer.de, letzter Zugriff 05.02.2020
https://www.deutsche-alzheimer.de/fileadmin/alz/pdf/factsheets/infoblatt1_haeufig-keit_demenzerkrankungen_dalzg.pdf

dza.de, letzter Zugriff 24.02.2020
Deutsches Zentrum für Altersfragen, Report Altersdaten, Heft 1/2016
https://www.dza.de/fileadmin/dza/pdf/Report_Altersdaten_Heft_1_2016.pdf

icd-code.de, letzter Zugriff 29.02.2020
https://www.icd-code.de/icd/code/F00.-*.html

Gesetze-im-Interne.de, letzter Zugriff 02.03.2020
https://www.gesetze-im-internet.de/sgb_12/__13.html

Statistisches Bundesamt, letzter Zugriff 12.02.2020
https://www.desta-tis.de/DE/Presse/Pressemitteilungen/2018/12/PD18_501_224.html;jsessionid=1E27B81B9D0323AF900601F2608E770D.internet731

verwaltung.dessau-rosslau.de, letzter Zugriff 01.03.2020
https://verwaltung.dessau-rosslau.de/soziales-bildung/senioren/wohnen-im-alter/mehrge-nerationenwohnen.html

BEI GRIN MACHT SICH IHR WISSEN BEZAHLT

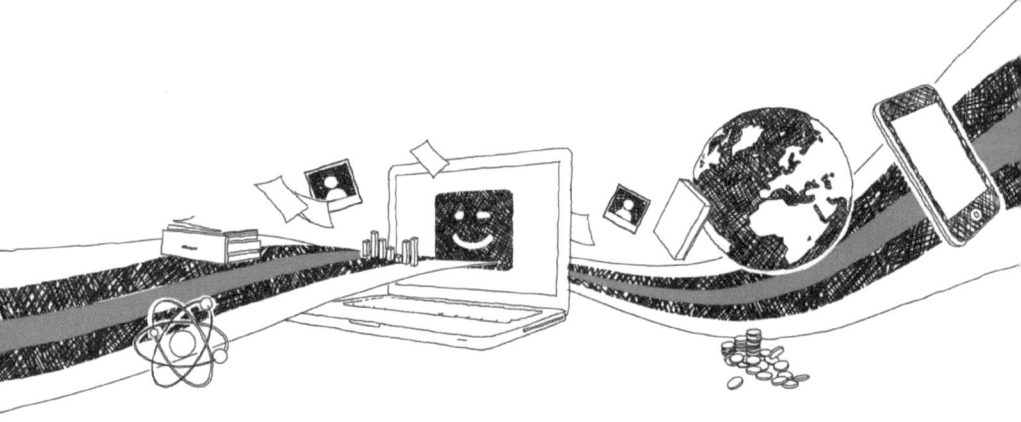

- Wir veröffentlichen Ihre Hausarbeit, Bachelor- und Masterarbeit

- Ihr eigenes eBook und Buch - weltweit in allen wichtigen Shops

- Verdienen Sie an jedem Verkauf

Jetzt bei www.GRIN.com hochladen und kostenlos publizieren

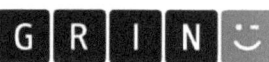